U0346609

揉肚子的学问

的

学问

——事半功倍的腹部按摩法

编著　刘高峰

协编　杨丽娟　于　跃　李小琴

中国中医药出版社

·北京·

图书在版编目（CIP）数据

揉肚子的学问：事半功倍的腹部按摩法 / 刘高峰编著 . —北京：
中国中医药出版社，2014.1（2024.9重印）

ISBN 978-7-5132-1660-9

Ⅰ . ①揉… Ⅱ . ①刘… Ⅲ . ①腹诊 ②腹—按摩疗法（中
医） Ⅳ . ① R241.26 ② R244.1

中国版本图书馆 CIP 数据核字（2013）第 237589 号

中 国 中 医 药 出 版 社 出 版

北京经济技术开发区科创十三街 31 号院二区 8 号楼

邮政编码 100176

传真 010-64405721

三河市同力彩印有限公司印刷

各地新华书店经销

*

开本 710×1000 1/16 印张 11.25 彩插 1.125 字数 158 千字

2014 年 1 月第 1 版 2024 年 9 月第 6 次印刷

书号 ISBN 978-7-5132-1660-9

*

定价 35.00 元

网址 www.cptcm.com

服务热线 010-64405510

购书热线 010-89535836

微商城网址 https://kdt.im/LIdUGr

官方微博 http : //e.weibo.com/cptcm

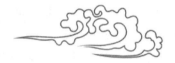

腹部按摩健脾胃，利己利人两相宜

—— 致珍视健康的朋友们

　　现代社会中，很多人由于工作、生活压力大，经常受忧虑、焦躁等情绪的困扰，作息、饮食不规律，活动量又少，身体代谢不够充分，身心经常处于亚健康状态。您可能会碰到这样的情况：经常这里不舒服那里不得劲儿，体检后医生说没毛病，或者只会告诉您出现了什么问题，至于如何解决，多是"原则"性的建议，一般人总感觉无从做起。

　　那么，什么是调理亚健康状态的有效方法呢？

　　除了生活方式方面的调整——有规律的起居、健康的饮食、适度的运动、平和的心态以外，我通过自身的经历体会到，简便易行的腹部按摩，是一种人人可学可做、立竿见影而又安全的调理方法。

　　我 1995 年从北京中医药大学针灸推拿学院毕业后，进入医院做了中医推拿医生，主要从事退行性疾病的临床治疗。2001 年，体检时我被查出血脂、血糖、尿酸都偏高，甲状腺肿大，心脏功能也不是很好，体重超标。身体的种种不适及体检结果不妙的压力使得我感到精力不足、萎靡不振。作为中医大夫，当然首先考虑用中医的方法来解决自己身体的问题——中医调理无非汤药、针灸、按摩。汤药对于上班的人来说一是煎服不便，二是感觉这个年龄段天天服用药物还是有点过早，所以我认为当时的状况服食中药不是最好的选择。而我虽为"七尺男儿"，却对针刺有恐惧心理，况且还需要去针灸科等候治疗，费时费力，很难坚持。想来想去，真正能为我们所用，并且安全、绿色的方法就是按摩了。

反观我当时的亚健康状态，如果按中医辨证来说，可以归结为脾胃的问题。正是由于自己缺乏运动，生活比较安逸，平常饮食又不太在意，逐渐造成了脾胃运化功能减弱，形成了过多的水湿痰浊，也就是高血脂、高血糖等亚健康状态的病理产物。而要想解决这个问题，就必须从强健脾胃入手。

　　用按摩的方法来强健脾胃应从哪里入手呢？脾胃在腹部，脾胃正常的活动场所在腹部。根据这一思维，我着眼于这方面的研究，发现明代以来传统按摩包括宫廷按摩都是着重于腹部的内科调理。或许由于按摩需要宽衣解带及男女有别等方面的不便，内科腹部按摩逐渐衰落，或逐渐形成以小儿按摩为主体的格局。综合腹部按摩的相关资料及自己的临床实践，我认为传统按摩和中医理论是一脉相承的，尤其对于亚健康状态，用传统的腹部按摩方法完全可以使不良的身体恢复至健康状态。当然这需要我们的耐心和毅力。

　　另外，腹部按摩还有一个好处就是可以自我操作，无需他人帮忙，这对于现在的我们来说至关重要！

　　于是，我开始坚持每天为自己按摩腹部，通过一段时间的调理再进行体检，各项指标都正常了，体形看上去比学生时期还"标准"——首先"将军肚"没有了，中度脂肪肝变成轻度不均匀性脂肪肝，T波倒置没有了，一运动就喘的现象没有了。朋友或患者问我个中缘由，我就将这种自我按摩的方法介绍给他们，都得到了很好的反馈，尤其是一些胃病患者，经常有口臭、口苦、胃痛的症状，晚上按摩后，基本上第二天这些症状就会得到解除。家人不舒服我也如此帮他们调理。大家都反映既省时间，效果又好，而且不痛苦，孩子更乐于接受。好多孩子感冒发烧，常伴有恶心不想吃东西，这时候进行腹部按摩，孩子脾胃一健，胃口一开，疾病就会出现转机。

　　就这样，通过不断的实践和理论学习，我进一步确信腹部按摩对于内科疾病的治疗和保健是最好的途径和方法。

　　腹部按摩为什么会对内科疾患有好的治疗和保健作用呢？我认为有以下几点：

一、强健脾胃，益气养血

疾病形成的基础，就是身体气血发生了变化。气为阳，代表热量、动力，气虚、气滞都会影响血的运行，形成血瘀、血滞。脾胃功能不好，运化营养、运化水湿的功能不健全，形成血的物质基础就会改变，血的物质构成就会不够纯净。气血的不良改变，就是亚健康的形成过程，到了一定时间就会形成疾病。要生成健康的气血，就要求脾胃功能正常，而按摩腹部有助于脾胃功能的强健，有助于脾对于营养物质吸收的纯净和水湿痰饮排泄的彻底。

二、调畅气机

腹部按摩可起到升清降浊、通调三焦气机之功，可使心中之阳下降至肾，温煦肾阳；肾中之阴上升至心，滋养心阴。心火下降，肾水上升，相互交通，水火相济。按西医学来说，腹部按摩，同时配合呼吸，可通过膈肌升降引起胸腔容积的变化而达治疗疾病的作用。

三、按摩脏腑

我们的脏腑每天都有可能由于外邪、饮食、情绪等各种因素造成阴阳失调的状态。按西医学来讲，器官组织会出现炎性反应、痉挛、滞胀等不同病理状态。如果我们用正确的手法按摩腹部，可以起到双向调节的作用，使器官组织的炎性物质自我吸收，痉挛的状态得到松弛，迟滞的状态能够改善。

我在这里还想强调，在腹部按摩的同时，腹部诊断也是我们应该了解的。腹部诊断是腹部按摩的基础，有了正确的诊断才会有治疗和调理的着眼点，才能有的放矢，治疗和调理才有更好的效果。

至于手法，我认为应温和轻柔，重在放松。明代张景岳在《类经》中说："今见按摩之流，不知利害，专用刚强手法，极力困人，开人关节，走人元气，莫次为甚。病者亦以为法所当然，既有不堪，勉强忍受。多见强者致弱，弱者不起，非惟不能祛病，而适以增害，用若辈者，不可不为知慎。"今人由于从事按摩的人员水平不一，法无定法，各说各论，重于术不重于法，所以什么见论都有。我的观点是，施术者按摩用力要轻柔，并且需要与受术者进行充分交流，要使受术者在轻松

3

愉悦的状态中得到治疗和调理。

综上所述，我将腹部按摩的优点总结为以下几点，认为非常适合现在的亚健康人群进行内科调理：

◆既是保健又是对身体状态进行了解的过程。

◆选穴简单，操作方便。

◆手法不需专业，只需放松状态操作即可。

◆不占用过多的时间，只要有十多分钟就行。

◆经常做可以使腹部保持平坦健美。

本书介绍的是我在实践中总结出来的应用腹部按摩效果较好的常见病症调理方法，以及针对女性和小儿的调理方法。这些方法简单易学，既可以自我操作（不包括督脉），也可以为他人调理。若为他人进行按摩调理，除重点操作腹部外，在背部督脉和足太阳经也要针对病情加以辅助调整，以求平衡。同时，在四肢的五输穴也要通过经络探测找到反应点加以疏通，使腹部的邪气通过经络四肢排散出去，给邪以出路。

最后，我想说，健康掌握在我们自己手中，要想健康就要做到以下几点：第一，要坚持，世间没有一招致胜的事，我们只有不断坚持方可维持身体健康。第二，调整心态，加强修养，完善心性，方可健康幸福。我们常常会出现这种情况，按摩调理后感觉挺好，过两天又没感觉了。我们之所以常常回逆到不健康的状态，就是没有摆脱掉外在环境的影响。自我保健就是与各种内外因素对我们身心健康的不良影响进行斗争的过程。

由于生活阅历等种种的局限，每个人的观点和认识都有可能是管中窥豹。我诚心希望各位读者朋友给予指正，希望有辩论有回馈，以利于我们共同进步。

另外，为方便读者查找穴位，北京中医药大学针灸推拿学院睢明河教授特别提供由其精心制作的"最新国家标准针灸穴位图"附于书后，在此表示衷心的感谢！

刘高峰

2013 年 11 月

4

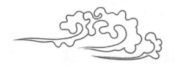

目　录

基础篇——腹部按摩的作用原理及适用范围

一、腹部按摩作用强大，可调理全身 ·················2

二、腹部按摩是调节自主神经功能紊乱的有效方法 ·········5

三、腹部按摩的适应证、禁忌证及注意事项 ···········8

诊法篇——腹诊是腹部按摩的诊疗基础

一、腹诊的依据 ····························14

二、腹诊的基本内容 ·························14

三、腹诊的手法 ····························16

四、腹诊的主要部位 ·························17

五、腹诊具体操作 ··························18

六、正常的腹部表现 ·························19

七、腹部反应点种类 ·························20

八、腹部病理形态分型 ·······················21

九、预后良好的胸腹状态 ·····················25

技法篇——腹部按摩的施术部位及操作技术

一、腹部按摩常用大穴 ·······················28

二、腹部按摩常用手法 ·······················34

三、腹部自我按摩技法 ·······················35

四、腹部按摩术者技法 ·······················40

常见病症调理篇——腹部按摩对常见病症的调理方法

糖尿病前期	58
高脂血症前期	62
高血压前期	66
痛风前期	71
脂肪肝	75
慢性疲劳综合征	78
免疫力下降	81
失眠	84
头晕	87
胸闷	90
肥胖	93
便秘	98
胃痛	101
胃胀	104
口臭	107
恶心	110

女性调理篇——腹部按摩是女性调理身体的好方法

乳腺增生	114
慢性妇科炎症	118
痛经	121
月经不调	124
产后体形调护	127
青春痘	130
黄褐斑	133

儿童调理篇——腹部按摩促进儿童健康

假性近视 ……………………………………………………… 138

发烧 …………………………………………………………… 145

腹泻 …………………………………………………………… 151

食欲不振 ……………………………………………………… 154

遗尿 …………………………………………………………… 157

生长发育不良 ………………………………………………… 160

晕车 …………………………………………………………… 162

编者絮语 ……………………………………………… 164

按摩是否越重越好 …………………………………………… 164

亚健康的按摩调理 …………………………………………… 165

按摩调理注意事项 …………………………………………… 166

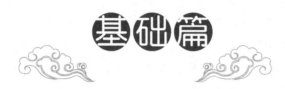

基础篇

—— 腹部按摩的作用原理及适用范围

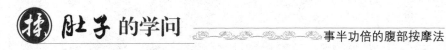

按摩推拿是中医学的一个重要组成部分，是人类最古老的一种医治方法，又是一门年轻而有发展前途的医疗科学。腹部按摩是其中独具特色的一支奇葩。

腹部按摩经历代医家长期的医疗实践发展而来。该方法以中医学脏腑经络理论为指导，运用独特的手法，按一定的程序在受术者腹部施术，同时配合推拿身体其他部位及腧穴，具有完整的套路。其重点主要是对腹腔病症及腹诊阳性体征进行治疗，其目的在于"调节其阴阳，强健脾胃，利肝胆，疏调中焦上下之气，消内生之百病"。

腹部按摩是中医内科按摩的重要组成部分，是内科疾患重要的调理方法，也是一种常用的养生保健方法，因此，不仅为临床医生所用，也被养生家们奉为健康长寿的上策。

一、腹部按摩作用强大，可调理全身

（一）中医对腹部的认识

1. 腹部与五脏六腑有着十分密切的联系

脏腑，是内脏的总称，包括五脏、六腑和奇恒之腑三类。心、肝、脾、肺、肾合称"五脏"；胆、胃、大肠、小肠、膀胱、三焦合称"六腑"。五脏的功能是生化和储藏精、气、血、津液、神；六腑的功能是受纳和腐熟水谷，传化和排泄糟粕。脏腑中的绝大部分器官组织均位于腹腔之内，一些不在腹腔内的器官也与腹腔内的器官有密切的联系。如心位于胸中，得养于脾胃，与小肠相表里，因此通过经别向下络于小肠，与小肠构成表里相合；肺的经脉却起于中焦，向下通过横膈络于大肠，与大肠构成表里相合（图1、图2）。

此外，每一个脏腑都有一个募穴，募穴是脏腑之气结聚的地方。脏腑的募穴大多集中在腹部，故又称"腹募"。由于募穴与脏腑的部位更接近，所以脏腑有邪多反映于募穴，募穴为审查证候及诊断、治疗疾病的重要部位。

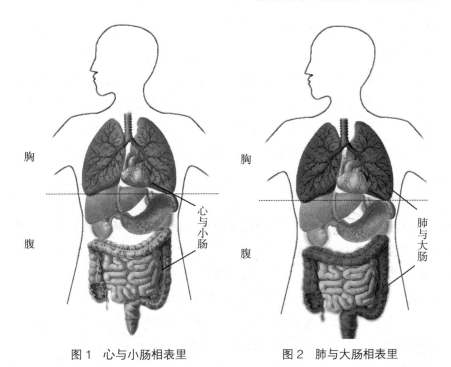

胸

腹

心与小肠

胸

腹

肺与大肠

图 1　心与小肠相表里　　　　　　　图 2　肺与大肠相表里

2.十二经脉和奇经八脉的循行、分布均与腹部有着密切的联系

十二经脉中的足少阴肾经、足阳明胃经、足太阴脾经、足厥阴肝经贯穿于胸腹部，奇经八脉中的冲脉、任脉亦同起于少腹胞中，上下贯穿于胸腹部，带脉缠腹束腰，横行腹部。十二经别则进入体腔，循行于胸腹，经过相为表里的脏腑，加强了相为表里两经脉的内在联系，亦加强了脏腑的表里联系，同时也加强了高居于胸腔内的心肺与腹腔的联系。

3.诸般病邪居腹内

人体各脏腑组织之间，以及人体与外界环境之间，既对立又统一，它们不断地产生矛盾，而又在解决矛盾的过程中维持相对的动态平衡，从而保持人体正常的生理活动。当这种平衡遭到破坏，人体就会产生疾病。任何疾病的产生，无论是外感还是内伤，形成的各种有形或无形之邪停留于腹部脏器之中，都会造成人体气机的紊乱，影响气的升降出入，进而导致脏腑生理功能失调，血、津、液的运行和代谢也随之失常。由于脏腑阴阳和气血津液的失调，在腹部就会形成气滞、血瘀、水

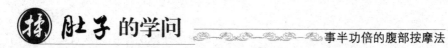

湿、痰饮、宿食等病理产物。这些病理产物存在于腹腔内又进一步影响气血的运行，影响脏腑的生理功能，遏制了正气，助长了邪气，并成为病邪在体内所依附的载体，又成为形成疾病的因素，从而导致多种病症产生。通过按摩腹部，可以直接或间接施治于人体的脏腑组织和病灶，从而清除滞留在人体脏腑等组织器官内有形和无形的病邪，调畅气机，平衡阴阳，改善和提高脏腑的生理功能，起到治疗疾病的作用。

（二）腹部按摩的作用机理

脏腑经络与腹部的关系是腹部按摩调理的基础。由于脏腑和经络均与腹部关系密切，所以腹部按摩可直接影响五脏六腑、十二经脉的气血变化，疏通经络，行气活血，扶正祛邪，调节脏腑，平衡阴阳，达到治疗脏腑、经脉及其相连属器官组织疾病的目的。

现代研究证实，腹部按摩推拿不仅仅是简单的机械刺激，而是通过神经体液、内分泌递质、免疫功能反射性提高等途径治疗疾病。所以，腹部按摩不仅对局部有治疗作用，对全身各个组织器官都有治疗作用，属于整体治疗方法。临床实践也证实，以推拿腹部为主对许多顽疾有着良好的治疗作用或辅助治疗作用。

腹部按摩治病的道理，关键在于"揉、按、推、拿"等手法直接在腹部上产生一系列由表及里的刺激作用，从而使腹内脏器发生一种相应而有益的变化。通过点按腹部尤其上腹部而促使膈肌升降产生变化，从而使其肺活量增大，呼吸加深，有效地使心肺功能得到加强，从而对心肺功能产生一种良好的调节作用。随着心肺功能的改善又可促进中枢神经系统功能的改善，中枢神经系统功能的改善又可促进胃肠功能的改善。

脾胃位于中焦，脾升胃降带动全身气机升降，为人体气机升降的枢纽。气机升降有度，则脾胃调和，气血调达，身体安康；升降失常，则脾胃受损，阴阳失衡，百病乃生。对腹部的局部揉按，能对脾胃功能起到很好的调整作用，可以有效地促进胃肠动力，使腹内脏器的相互摩运加强，增强人体消化、吸收、排泄功能，提高人体的新陈代谢水平，使气血生化有源，气机升降有度，精微输布旺盛，组织器官得以濡养，生理功能保持正常，机体的抗病能力和生命活力得到提高。

另外，在揉按的同时腹内脏腑、气血、经络也随之而动，不仅能对局部起到治疗作用，同时能有效地促进和改善全身的血液循环，对全身各个组织和器官都能起到调整和促进作用，使人体整体功能旺盛而防治疾病。

明朝《按摩经》中载："指下气动即是病，随手重切向下攻，上中下脘俱按到，呼吸二七把手松，两脚犹如火来烤，热气走到两脚中，左右有动石关穴，此是积聚在内横，一样按法往下送，淤气下降病觉轻，肓俞穴动肾气走，抬手热气散如风，一样按摩三五次，腹中轻快病无踪，是寒是火随气降，七疝原来是肾经，盘脐有块俱是气，按住犹如石块形，重按轻揉在指下，朝夕按摩要费功，按来按去气血散，脏腑调和病不生，脐下二指名气海，按之有动气脉横，丹田不通生百病，体衰身懒气力空，小腹不宜按摩法，曲骨动脉名气冲，一连按动数十次，小腹淤气往下行。"

以上所提到的穴位上脘、中脘、下脘、神阙、气海、石关、肓俞穴分别隶属于任脉、冲脉、脾经、胃经、肾经。腹部按摩正是通过有效刺激各个经络及其上的穴位，充分发挥经络和穴位对脏腑的近治作用，达到调和脏腑、平衡阴阳、治病防病之功效。

二、腹部按摩是调节自主神经功能紊乱的有效方法

（一）自主神经的功能特点

自主神经系统又名植物神经系统，是由交感神经系统、副交感神经系统和肠神经系统三部分组成。所谓"自主"，是因为未受训练的人无法靠意识控制该部分神经的活动。自主神经系统掌握着人体性命攸关的生理功能，如心脏搏动、呼吸、血压、消化和新陈代谢，并参与调节体温、睡眠等。

内脏器官多数都受交感、副交感双重神经支配（汗腺和大多数血

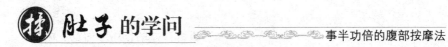

管则只有交感神经支配）。这两类神经对同一器官的作用通常具有拮抗性质：当交感神经使某器官活动加强时，副交感神经往往使之减弱；反之，副交感神经使之加强时，交感神经往往使之减弱。交感神经的活动较副交感神经活动广泛，为机体应激状态下兴奋的神经，其作用可概括为产生应激作用；而副交感神经多数扮演休养生息的角色，当机体处于平静环境下，副交感神经的兴奋占优势。因此，在整个机体活动过程中，副交感神经为机体活动的建设性神经，而交感神经为消耗性神经。

正常情况下，在大脑皮质及下丘脑的支配下，功能相反的交感神经和副交感神经处于相互平衡制约中，很好地平衡协调和控制身体的生理活动。

肠神经系统是由胃肠道壁内神经组成，调节和控制胃肠道功能的独立整合系统。它在结构和功能上不同于交感神经系统和副交感神经系统，而与中枢神经系统相类似，但仍属于自主神经系统的一个组成部分。肠神经系统有自己的独立反射弧，也有简单的整合功能，因此有人把肠神经系统叫做"肠脑"。胃肠道运动功能（例如小肠的分节运动及蠕动）主要受局部的肠神经系统调节，肠神经系统的功能异常会导致胃肠道功能紊乱。

（二）自主神经功能紊乱的发病机制

自主神经功能紊乱的发生，是由于来自社会、家庭的各种压力，情感压抑，突发事件的刺激，各种慢性病的困扰，和对某些事情的恐惧等，引发大脑皮质下毛细血管痉挛，使大脑皮质缺血、缺氧（与此同时，其他部位的毛细血管也可以痉挛，缺血、缺氧），各种代谢产物淤滞，大脑皮质处于营养不良状态，脑内及全身各神经交接处的神经递质——五羟色胺（5-HT）分泌不足，致使支配各器官的交感神经与副交感神经不能很好地配合，因此出现了各种相关症状。

（三）自主神经功能紊乱的主要症状

1. 与精神易兴奋相联系的精神易疲劳，表现为联想回忆增多，脑力劳动率下降，体力衰弱，疲劳感等。

2.情绪症状，表现为烦躁、焦虑、情绪不稳、多虑、多疑、多怒、紧张恐惧、坐立不安、心神不定等。

3.睡眠障碍，主要表现为失眠、多梦、容易疲劳、精神不振、记忆力减退、注意力不集中、思维反应迟钝等。

4.头部不适感，紧张性头痛，头部重压感、紧束感，头晕麻木。

5.内脏功能紊乱，如食欲低下，进食无味，腹胀、恶心、打嗝、烧心胃胀，肠鸣，便秘或腹泻；心悸，胸闷，气短，肢体瘫软，乏力，濒死感；低热；皮肤划痕征阳性；女子月经不调，男子遗精、阳痿等。

6.其他表现，如喜长叹气，喉部哽噎，咽喉不利，两眼憋胀、干涩，视物模糊，面部四肢憋胀难受，颈部后背发紧发沉，周身发紧僵硬不适，四肢麻木，手脚心发热，周身皮肤发热，但测量体温正常，全身阵热阵汗，或全身有游走性疼痛、游走性异常感觉等。

自主神经紊乱患者常以自觉症状为主，虽然做过多次检查，但结果往往都比较正常，什么病也查不出来，或被认为是精神病、脑供血不足、心脏病、胃肠病而进行治疗，往往疗效不高或无效。

（四）腹部按摩对于自主神经功能紊乱的调理作用

腹部按摩通过手法的外力作用，首先促进按摩部位局部的血液循环，达到活血化瘀的目的；还可促进全身血液循环，增加血液的流量和流速，促进新陈代谢，排除血管内聚集物，使血液流畅；促进淋巴液的回流，调节血浆和组织液之间的体液平衡；提高血液中激素的体液调节及血液中的体液免疫和细胞免疫功能。

胃肠神经系统是一个低级反射弧，我们通过手法刺激直接作用于腹部内脏系统，通过外力的干预，使内脏功能恢复正常而反过来促使神经支配领域恢复正常。

从神经生理学的观点来看，缓和、轻微、有节律、较长时间的连续刺激有兴奋周围神经的作用，但对中枢神经有抑制作用。急速、较重且时间短暂的刺激可兴奋中枢神经，抑制周围神经。当中枢处于抑制状态

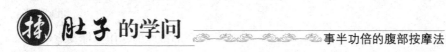

时，副交感神经处于兴奋状态，使平滑肌张力增高，胃肠的运动加强；而中枢处于兴奋状态时，交感神经也处于兴奋状态。腹部按摩即根据这一生理特性，针对不同疾病的不同生理变化，采取相应的手法力度、强度、节奏进行治疗。

三、腹部按摩的适应证、禁忌证及注意事项

（一）适应证

腹部按摩适用于亚健康状态及内、妇、儿等科疾病，同时也用于美容美体等。

1. 亚健康状态

亚健康状态作为一种偏离健康的生理状态，其表现主要以主观感受为主，伴随各种本能行为障碍或自主神经功能紊乱等症状，客观体征没有或极少。其临床特征主要表现为以下几种类型：

（1）失眠或嗜睡。

（2）健忘。主要是短期记忆力下降，长期记忆力则不受影响。

（3）食欲不振。

（4）性欲低下。

（5）烦躁不安。易激惹，情绪不稳定，易于失控或易于极端化，或有精神快要崩溃感，也可因极度疲劳、低血糖、极度恐惧、过分紧张而引起。

（6）抑郁或消沉。对任何事情都不感兴趣，没有好奇感，感觉孤独无助，前途无望，缺乏人际交往的欲望。

（7）焦虑不安。往往忧心忡忡，坐卧不安，有大祸临头感，或担心某人某事而不能解脱。

（8）疲乏无力。

（9）头痛，头晕，胸闷，心悸，气短。

（10）大小便问题。如尿频尿急，小便色黄，大便稀，轻微腹泻或

里急后重，有时可伴轻微腹痛或不适。

（11）免疫功能下降。如经常感冒或有感冒症状，皮肤轻微感染，咽喉不利，口腔黏膜溃疡等。

编者按语

亚健康的症状主要表现为躯体症状（如肌肉症状、胃肠道症状、心血管症状等）、心理症状（如抑郁、焦虑等）和社会适应能力不足症状（自闭症、自卑症等）。常见征兆表现为以下多个方面，您不妨对照自测一下：

① 浑身乏力，不能解释的全身肌肉无力。

② 容易疲倦，睡眠后不能缓解。

③ 头脑不清爽，意识模糊。

④ 思想涣散，注意力不集中。

⑤ 头痛头重。

⑥ 面部疼痛。

⑦ 眼睛疲劳，畏光。

⑧ 鼻塞，咽喉疼痛。

⑨ 眩晕。

⑩ 起立时眼发黑。

⑪ 耳鸣。

⑫ 声音有异常。

⑬ 郁闷不快。

⑭ 肩颈僵硬。

⑮ 早晨起床不快感。

⑯ 睡眠不良。

⑰ 手足发凉。

⑱ 手掌发黏。

⑲ 便秘。

⑳ 心悸。

㉑ 手足麻木。

㉒ 容易晕车。

㉓ 游走性、非炎性疼痛。

㉔ 思维困难，健忘。

以上任意一种症状起病呈急性或亚急性形式，持续存在 6 个月，而且有 8 项以上符合您的情况，说明您已经处于亚健康状态。

2. 内科疾病

如慢性胃炎、慢性胃及十二指肠溃疡、胃神经症、胃下垂、呃逆、功能性消化不良、腹痛、腹泻、便秘、胁痛、脂肪肝、肥胖症、失眠等。

3. 妇科疾病

如月经不调、痛经、慢性盆腔炎、更年期综合征、内分泌失调、不孕症、宫颈炎等。

4. 儿科疾病

如厌食、夜啼、呕吐、腹泻、腹痛、便秘、咳嗽、肺炎、百日咳、疳积、营养不良、遗尿等。

（二）禁忌证

腹部按摩在临床上有着很广泛的用途，安全可靠，但有些疾病使用腹部按摩不仅无效而且还有可能加重病情，故对这些疾病禁用腹部按摩治疗。一般认为以下情况应当禁用或慎用腹部按摩：

1. 各种急性传染病，如肝炎、肺结核等。

2. 各种感染性疾病，如骨髓炎、化脓性关节炎、脑脓肿等。

3. 某些急性损伤，如脑或中枢神经的急性损伤、内脏的挫裂伤、皮肤破裂等。

4. 诊断不明确者，如骨折、颈椎脱位，尤其是伴有脊髓症状者，在没有明确诊断前，不要按摩治疗。

5. 某些严重疾病，如心脏病、肝病、恶性肿瘤、脓毒血症等。

6. 各种出血症，如血友病、紫癜、外伤出血、便血、尿血等。

7.某些急腹症，如胃或十二指肠穿孔等。

8.烧伤、烫伤及溃疡性皮炎的局部。

9.妇女月经期和妊娠期。

10.大怒、大喜、大悲、大恐等情绪激动的情况下，不要立即按摩。

11.饱食、醉酒及剧烈运动后不宜进行按摩。

（三）注意事项

1.施术前注意事项

（1）环境舒适，光线充足，空气流通，温度适宜，整洁卫生。

（2）术者的手要清洁，指甲要剪短，不佩戴戒指、手链、手表等饰物，以免擦伤受术者皮肤。天气寒冷时，应先用温水洗手，擦干后再把手搓热，然后再施术。

（3）在第一次治疗前，要与受术者沟通，说明病情，讲清操作过程和大体所需时间，解说操作过程中的注意事项，以免引起不必要的疑虑，使之安心治疗。实践证明，受术者的精神因素在治疗中起着一定的作用，特别是对于一些久治不愈的患者，更要让他们解除思想顾虑，以提高疗效。

（4）受术者应排清二便，以免在诊断时掩盖病情，或在施术过程中产生不适。

（5）术者的位置安排合适，便于操作，受术者的姿势要舒适，最好是仰卧，头枕不可过高，哮喘或心脏病患者可略枕高一点。

（6）受术者按摩前1小时内不要进餐及进行剧烈活动。

2.施术时注意事项

（1）术者态度一定要和蔼、严肃。

（2）腹部组织一般比较娇嫩，初次进行腹部按摩时，手法宜轻柔缓慢，以防损伤皮肤和软组织。

（3）手法用力的大小要因人而异，老、弱、幼、小者刺激量应轻，动作宜缓，而青壮年及身体健壮者则应略重。

（4）腹部按摩时，如果发现腹腔内有肿块或条索，以及按压某部位

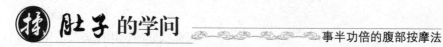

有刺痛、胀痛、憋闷等异常反应时，应建议及时检查身体。

（四）施术后效应

腹部按摩对于大多数受术者来说没有任何痛苦，但是一般会有一些术后效应，注意及时与受术者沟通，以免造成不必要的不信任感，影响治疗。

1. 腹部不适感

这是在腹部按摩过程中，腹壁肌肉受到一定力量的刺激，继而产生的一种应激反应。这在初次接受腹部按摩者多见，一般2~7天就可消失。

2. 下肢远端出汗

出现这种情况一般都是病情好转的表现，多出现在1周以后，3周以内，若病情较重，出现这种情况可能比较晚。

3. 疲倦、乏力

一般在治疗一段时间后出现，受术者自觉乏力但入睡困难。这种现象是治疗过程中的一种表现，随着治疗，会出现治疗中入睡的现象，这时应尽量不打扰其睡眠。

4. 二便次数增多

二便次数增多，尤以大便最为明显，粪便可为稀粥状，但无里急后重及坠胀感，精神状态良好。此为佳兆，可随病情的好转而消失。这时应坚持治疗，使病邪从二便排出。还有一部分女性，出现月经量多或颜色不正常，或白带增多，只要精神状态良好，均为好转之征。

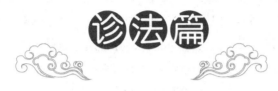

诊法篇

——腹诊是腹部按摩的诊疗基础

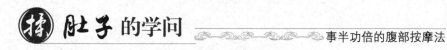

一、腹诊的依据

腹诊法是通过诊察胸腹部的外在表现，以判断内在脏腑、经脉、气血津液等方面的病理变化。"腹诊法"首见于《内经》，继见于《伤寒论》。《对时论》曰："胸腹者，五脏六腑之宫城，阴阳气血之发源，若知脏腑如何，则莫若诊胸腹。"骆氏腹诊推拿术的创立者骆俊昌老先生常谓："诊腹方知气血之升降，明脏腑之盛衰。"骆老通过其毕生的临床实践研究，积累了很多这方面的经验，并常通过腹部的变异情况推知受术者的疾病症状，经过腹部按摩后，不但症状消失，而且腹部变异情况也消失了。

虽然腹诊的部位仅限于胸腹部，属于一种局部诊法，但根据中医学的整体观念，人是一个有机整体，构成人体的各个组成部分之间，在结构上不可分割，在功能上相互协调、相互为用，在病理上相互影响。由于胸腹部是人体的一个重要组成部分，与五脏六腑、四肢百骸具有整体联系，因此，人的整体功能活动情况完全可以通过胸腹部征象反映出来。

二、腹诊的基本内容

腹诊主要了解凉热、软硬度、胀满、肿块、压痛、动悸等情况。

1. 诊腹部皮肤凉热

触摸腹部皮肤凉热，可辨别病证的寒热虚实。按之不温或冷，为寒证，喜暖手按抚，为虚寒证；按之热甚而灼手，为热证，喜冷物按放，为实热证。按之灼热，为里热内伏；按之不热而脉数，是表证。热退后，腹部按之仍热，为热邪未尽。少腹冰冷，为阳气欲绝的危重证候；治疗后脐下转温，是阳气来复的佳兆。

2. 诊腹壁肌肉软硬度

轻按腹壁柔软，而重按脐腹有力，为正常状态。腹壁瘦薄，脐腹按之柔软无力，多为虚证；腹壁按之坚硬，为实证。外感病，按腹未硬者为表证，按腹硬而疼痛者为里证。

3. 诊腹部胀满

按之有充实感，有压痛，叩击声音重浊，为胀满实证；按之不充实，无压痛，叩击闻空声者，为胀满虚证。腹部高度膨胀，状如鼓，称鼓胀。鼓胀分为水鼓和气鼓。以手分置腹部两侧，一手轻拍，另一手可触到波动感，按之如囊裹水，腹壁有凹痕，为水鼓；无波动感，按之无凹痕者，为气鼓。

4. 诊腹部压痛

按腹疼痛，甚而拒按，为实证。若局部肿胀拒按，为内痈。按之疼痛，痛处固定不移，刺痛不止，为瘀血；按之疼痛，痛无定处，胀痛时发时止，为气滞。腹痛喜按，无明显压痛，为虚证。

5. 诊腹部肿块

腹诊发现肿块，须注意其大小、形状、硬度、有无压痛、表面是否光滑等。腹部肿块疼痛为积聚。肿块固定不移，按之有形，疼痛有定处，为积病，病属血分；肿块聚散不定，按之无形，疼痛无定处，为聚证，病属气分。妇女小腹有肿块为血瘕，男子小腹有肿块多为疝病。左少腹作痛，按之累累有硬块，为宿粪；右少腹作痛，按之疼痛而有肿块，为肠痈。若形如筋结，久按转移，觉指下如蚯蚓蠕动状，腹壁凹凸不平，按之起伏聚散不定，为虫积。

6. 诊脐间动气（又称诊冲任）

脐间动气即命门之少火。肾间动气通过气化而使精化生元气。因此，肾间动气是人体最根本的原动力，脏腑之阴阳、气血无不赖此以化生，脏腑的各种功能也都赖此来推动。并且，人体的主要防卫抗邪功能，也都产生于肾间动气。腹诊是了解肾气充盛与否、诊察全身状况的重要方法。诊察时，应密布三指（食、中、无名三指），按切脐之上下左右动脉搏动情况。凡动气和缓有力，一息四至，绕脐充实，为肾气充盛；按之躁动而细数，上及中脘（脐上4寸处），为阴虚气逆；按之分散，一息一至，为肾气虚败；按之搏动明显，为内有积热；按之搏动微

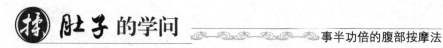

弱，且空虚无力而局部冷，是肾阳不足；按之搏动明显，局部灼手，症虽寒战、肢冷、下利，是真热假寒；按腹两旁热，脐旁四周久按却无热而冷，症虽面红、口渴，是真寒假热。

编者按语

腹部动脉发生异常，首先是我们的机体功能发生了变化，没有功能变化的疾病是不存在的。一切功能变化都是以代谢或结构变化为基础，功能变化又可引起结构或代谢的改变。代谢变化是功能变化的基础，严重而持久的代谢变化，可引起相应的形态学变化，而功能和形态结构的变化，又可引起一定的代谢改变。

顺应这个思维，我们根据腹部冲脉动悸的情况就可探究疾病的根源。动是指动脉搏动，悸是指重按后搏动减弱。我们所摸到的冲脉动悸就是西医学所说的腹主动脉。决定脉搏的内在力量首先是心脏收缩力，但血液循环不仅取决于心脏的收缩力，也有全身各项内在因素参与其间。如果人的情绪及人体功能发生了变化，人体内部神经和体液的化学物质必然要发生变化，这样人体心脏的收缩力及血管壁压力状态就会发生变化，同时由于体内生理化学物质的变化，血液容量也会发生变化，于是，我们手下的腹主动脉搏动必然要发生变化。

所以可以推测，当我们在失眠、失精、肝气郁滞、肝火旺、长期忧郁等内伤杂病尤其是七情致病的情况，身体内部的生理机制会发生变化，如局部炎性渗出，自主神经功能紊乱，血管壁肌群痉挛紧张，回心血量减少等，从而出现心上动悸、心下动悸、脐周悸而四肢厥逆的现象。

三、腹诊的手法

1.术者以一手或双手拇指以外的四指掌侧或指腹接触腹壁，在腹壁上按压或摩动。对肥胖或腹壁肌肉过于紧张者进行检查时，可用双手重叠按压法，即以左手置于右手背之上用力按压或摩动，借以查知腹部深处之变异情况。如遇过于紧张的受术者，可以轻轻在腹壁上抚摸数次，待紧张的腹壁肌肉松弛后再行腹壁按压检查。

2. 自我腹诊时，排空二便后仰卧于床上，两手放在身体两侧，头部垫起，大致与身体呈一平面，袒露胸腹，全身放松，体态自然。待情绪安定后，可自己拿镜子先观察腹部有无异常变化，然后，用触、摸、按（见切诊）三种方法，自上而下、先左后右、由轻到重按切腹部。

四、腹诊的主要部位

1. 神阙穴

神阙穴即腹部的脐窝。在胎儿出生前，脐是胎儿供给营养、排除废物、进行呼吸的唯一通道。胎儿出生后，元气即结于脐底。因此，脐系人身血脉之蒂，为精、气、神、血往来之要冲，与神气、元气及人体脏腑经络均有密切关系。古人认为"神阙是神气之穴，为保生之根"，又"脐通五脏，其神往来之门也，故名神阙，与肾附于脊之十四椎相对，如南北极是也"。神阙穴所处位置相当重要，因此对神阙穴的诊察便成为腹诊的重要内容。

具体来讲，以单手四指，或左右手四指前后重叠，力分浮、中、沉取，由脐周围逐步向中央探查。骆俊昌老先生说："神阙居腹之中央，腹诊之指其所上、下、左、右者，多以距脐各一寸为准。"诊神阙穴时重点探查脐的牢固程度，脐旁动气的强弱，以明确气血盛衰情况。神阙穴的外候应以"凡脐以深大而坚固，左右上下推之不动，轮廓约束者，为真神安全"为佳。若年事已高，脐窝推之移于一方，尚无害处，为正常变异。

2. 任脉

任脉为奇经八脉之一，与手足三阴经及阴维脉交会，能总任一身之阴经，故有"阴脉之海"之称。任，又与"妊"意义相通，故"任主胞胎"，与女子的生理病理关系相当密切。

诊任脉，是探察始于剑突之下鸠尾穴至耻骨上缘曲骨穴的部分。脐

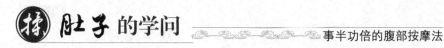

上部分主要触知脾胃中焦之气。如《诊病奇侅》所述："上中下三脘，以指抚之，平而无涩滞者，胃中平和而无宿滞也，按中脘虽痞硬而不如石者，饮澼也。"若触及反应点，则根据具体表现判断脾胃病的情况。脐下部分主要触知下焦之气，辨别寒热虚实。如关元穴处反应点呈团块状，甚者成网结状，多伴少腹切痛，带下瘕聚，女子经行腹痛，为寒凝下焦之候；脐下动气，浮取即得，重按细弱，伴盗汗，手足心热，男子遗精早泄，为真阴不足，相火妄动之候。

3.冲脉

冲脉为奇经八脉之一，上至于头，下至于足，贯穿全身，成为气血之要冲，能调节十二经气血，故有"十二经脉之海"及"血海"之称。

如在其腹部夹脐上行路线处扪及动气，受术者出现逆气上冲等症状，则为气血逆乱，脏腑经络气血运行不畅。如《黄帝内经太素》中记载："黄帝曰：愿闻人之五脏卒痛，何气使然？或动气应手者奈何？岐伯对曰：寒气客于冲脉，冲脉起于关元，随腹直上，则脉不通，则气因之，故喘动应手矣。"

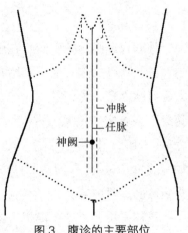

图3　腹诊的主要部位

神阙穴及任脉、冲脉在腹部的位置见图3。

五、腹诊具体操作

1.第一步，以单手手掌循序触按全腹，力分浮、中、沉三部（图4），一方面纵观全腹形势（图5），对病证有一总体印象，另一方面，起到按摩全腹、放松腹部肌肉的作用，为进一步局部探查创造有利条件。具体顺序如下：

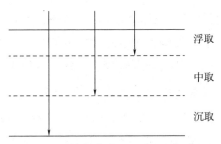

图4 触按力度分浮、中、沉三部

（1）两侧季肋：手掌及四指沿肋骨下缘由任脉开始徐徐向两侧外下方按抚，借以得知腹壁抵抗力的强弱，肌肉有无病态之虚软或紧张，以了解肝胆经脉气血盛衰的总势。

（2）上腹部：以手掌处按于鸠尾至中脘的左右区域，应注意有无振水声，腹壁有无紧张，有无积聚硬块，以及其深浅、大小、形态，以候中焦脾胃之气。

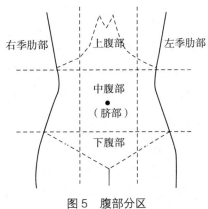

图5 腹部分区

（3）中腹部：手掌处按于以脐为中心的腹部区域，触知其肌肉紧张或迟缓的程度，有无硬块及异常反应点，以及反应点的大小、性质、深浅、疼痛程度，有无寒气上冲，脐下有无动气，以候肠胃之气。

（4）下腹部：以手掌及四指触按以关元穴为中心至耻骨联合上的腹部区域，探查有无隆起，有无肿块及反应点，以候肾及命门之气，明确寒热。

2.第二步，以单手或双手四指重叠，沿任脉由上而下，重点探查上脘、中脘、神阙及关元穴部位，寻找局部反应点，明确反应点的性质。

六、正常的腹部表现

正常腹部软硬适度，浮中沉三部应手和缓，有弹性，且腹脐饱满，

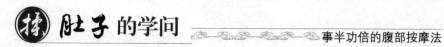

沉取力抚按脐之上下时，应感搏动应手，和缓有力，为肾气充实的表现。因人禀赋、年龄、性别、居住环境以及四时季节之不同，正常腹部的表现略有差异。如年龄较轻者腹部应柔软，中年人应微硬，老年人应松软；重体力劳动者及运动员的腹部则较从事脑力劳动者为硬；女性腹部较男性为软；经产妇腹壁应较未生育妇女为软；体胖者腹壁应丰满而微软，体瘦者腹壁应较下陷而微硬；春夏季腹壁较软，秋冬季腹壁较硬；晨起时左下腹出现硬块，触之不痛，为肠中待排之粪块。

七、腹部反应点种类

1. 团块状

多属气血、寒湿、痰浊积聚于局部而形成，中取可得，重按则软。如上脘穴触之团块，中取片刻后可闻腹中水声，为水饮积聚，气滞不行所致；关元穴处的反应点呈团块状，中取即得，久按则软，并有搏动应手的感觉，为气血痰浊凝滞之候。

2. 条索状

多属积聚日久或寒邪直中。如在经筋循行部位弦紧如绳，多为病势急骤。浮取不应，中取触之应手绷紧，重取按之如牵绳转索，时有寒气凛凛的感觉，疼痛明显，多沿累病经筋纵行传导。

3. 网结状

多属积聚日久，正虚邪恋。浮取皆不可得，中取隐隐可现，沉取重按手下方可触及，形如片网状，边隙不清，按之隐痛，向四周放散，寒气凛凛。

4. 动气

多属气血壅滞。如前所述，健康人体沿腹部任脉循行部位重按均可感搏动应手，但如中取甚至浮取即可触得搏动，而且搏动洪大，沉取重按搏动幅度增强或变弱，则为异常表现，前者为实，后者为虚中夹实。

5. 停水

多为胃失和降，水停肠胃所致。浮取腹软而微胀，中、沉取亦无明显抵抗，片刻后可感手下如溪水潺潺下行。

6. 气胀

多为六腑失降，气滞肠中，取之如按葱管，浮大中空，按之片刻后肠鸣。

八、腹部病理形态分型

1. 任脉硬坚（图6）

【腹型特征】脐之上下任脉过腹的部位，中取、沉取应手粗硬如箸。

【常见伴随症】腹泻，纳食不香，消化不良，腰膝软弱。

【体会】此腹型多为虚损表现。辨证为脾肾两亏，经气不足。临床可见于胃脘痛、腰痛、痨瘵、眩晕等。

2. 腹肌拘急（图7）

【腹型特征】浮取较为胀满，中取、沉取可触及足阳明经筋呈条索状，压痛，常可有动气表现。

【常见伴随症】耳鸣，胃中嘈杂，消谷善饥，便秘，消瘦。

【体会】此腹型多为虚损的表现，辨证为胃阴不足日久，阳明经筋失养。临床可见于胃溃疡、慢性萎缩性胃炎、甲亢、顽固性耳鸣等。

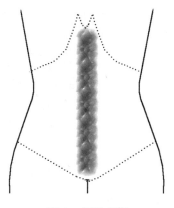

图6　任脉硬坚

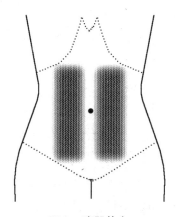

图7　腹肌拘急

3. 全腹气胀（图8）

【腹型特征】浮取，膨隆、胀满、疼痛，叩之如鼓，皮色光亮；中取、沉取，抵抗力弱，抬手即起，按压片刻，常有腹鸣辘辘，矢气频发，随之疼痛缓解。

【常见伴随症】胸胁胀满，性情急躁或郁闷，纳食不香，嗳气呃逆，矢气多。

【体会】此腹型多为气郁表现，属虚实夹杂之证。辨证为肝气不舒，肝胃不和。临床多见于肝旺脾虚之腹胀、郁证、喘证、小儿疳积等。

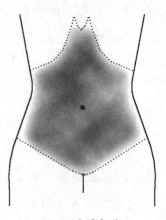

图8 全腹气胀

4. 全腹虚软（图9）

【腹型特征】浮、中、沉取之，全腹软弱，缺乏弹性，如手入棉絮，举之无力，按之空虚，隐隐作痛，常伴有反应点，如动气、网结等。

【常见伴随症】眩晕，瘰瘰，乏力，纳食不香，遗尿，遗精，脱肛，五更泻。

【体会】此腹型多为慢性虚损表现，属虚证。临床上可见于眩晕、喘证、虚性腹痛、阳痿、早泄、宫冷不育、五更泄泻等。

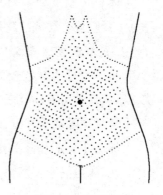

图9 全腹虚软

5. 上满下软（图10）

【腹型特征】脐上部分浮取、中取皆为硬满，脐下部分浮取、中取、沉取均虚软，可有动气及团块表现。

【常见伴随症】恶心，胸闷，咳喘，腰膝酸软，腑气不通。

【体会】此腹型为脾实肾虚之候。辨

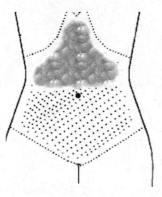

图10 上满下软

证为上实下虚，肝肾不足，脾气不升，胃气不降。临床可见于头痛、眩晕、喘证等。

6. 肋下硬满（图11）

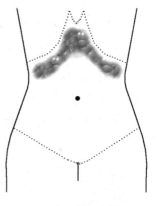

图11　肋下硬满

【腹型特征】腹诊时从肋弓下向胸廓内推压，浮取、中取、沉取均可触及硬满，按压片刻后，可有嗳气频发。

【常见伴随症】胸闷憋气，双肋胀满，嗳气吞酸，急躁易怒，大便溏泄或秘结。

【体会】此腹型为少阳及阳明经证的表现。辨证为中焦气滞，肝脾不和，气机不畅。临床多见于头痛、眩晕、胁痛、痹证、郁证等。

7. 心下区域（图12）**不适**

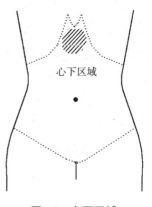

图12　心下区域

（1）心下痞满

【腹型特征】自觉或切按后感觉心下窒闷、堵塞或胀满，有弹力，有抵抗，但不至发硬的程度。

【常见伴随症】轻度疼痛或压痛。

【体会】常见于脾胃病变。

（2）心下痞硬

【腹型特征】正在剑突之下，浮取、中取硬满应手，沉取片刻后抵抗力减弱，隐隐作痛。

【常见伴随症】嗳气，饮食不下，腹中雷鸣，下利，心烦。

【体会】此腹型多为虚实夹杂之候，临床常见于小儿消化不良、胃肠型感冒、呕吐、泄泻等。

（3）心下急

【腹型特征】自觉该部位拘急或堵塞感，切诊心下部位腹皮拘急，轻触似较紧张，重按抵抗不甚。

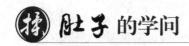

【常见伴随症】胃脘痛，两胁胀痛。

【体会】多见于肝胆脾胃病变。

（4）心下濡

【腹型特征】切按心下部觉濡软无力，腹皮松弛无力。

【常见伴随症】自觉心下痞闷或痞胀或动悸。

【体会】多为虚证，主要由于中焦虚寒，阴寒不散，大气不运所致。

（5）心下痛

【腹型特征】疼痛较甚，切按后疼痛尤为明显，或疼痛较轻，时痛时止。

【常见伴随症】常兼胀满。

【体会】涉及心肺、脾胃、肝胆等脏器的病变。可分为实证和虚证，切按后疼痛尤为明显者为实证，疼痛较轻时痛时止者为虚证。

（6）心下悸

【腹型特征】自觉心下部位有跳动，切诊心下部位搏动应手。

【常见伴随症】精神紧张或劳累后动悸尤为明显，动悸节律与脉搏一致；饮水后或改变体位时动悸较为明显，心下部位有振水音（四指并拢向胃脘深部迅速冲击或叩打时可闻及）。

【体会】多为虚证，主要由于心阴虚寒，阳气外泄，或肾阳不足，水气凌心。

8.下腹团块（图13）

【腹型特征】脐旁带脉循行部位及脐下任脉部中取可触及大小不等的团块状反应点，有压痛；沉取多可触及动气沉实。

【常见伴随症】下腹坠痛，月经不调，带下，经行腹痛，或有肌肤甲错。

【体会】此腹型多为妇科诸症表现，均为气滞血瘀，经脉不通所致。临床常见于妇科之痛经、带下、崩漏、不孕等。

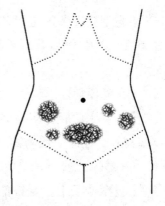

图 13　下腹团块

9. 网布下腹（图14）

【腹型特征】下腹部中取微硬满，沉取可触及网结状反应点，多伴动气沉缓，压痛隐隐。

【常见伴随症】头昏乏力，消瘦，盗汗，夜热早冷，阳痿，早泄。

【体会】此腹型多为邪入下焦，积聚日久，正虚邪恋。腹为阴，少腹为阴中之阴，肝、肾之府，邪气深居至阴，治疗难度较大。

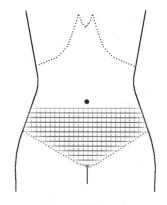

图14　网布下腹

10. 关元硬扁团块（图15）

【腹型特征】任脉关元穴周围中取、沉取硬满，可触及团块状反应点，动气应手沉缓。

【常见伴随症】形寒肢冷，少腹阴寒，喜温畏寒，带下清冷，小便清长，月经量多，色淡而暗。

【体会】此型为虚寒之候。古人云："手下虚冷，其动沉微者，命门不足也。""关元为治寒之穴，却又为聚寒之

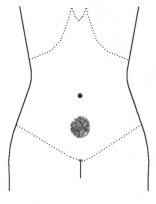

图15　关元硬扁团块

处。"辨证为命门火衰，下焦阴寒。临床多见于五更泄泻、宫冷不孕、痛经、阳痿等。

九、预后良好的胸腹状态

1. 虚里动气和缓，欣然应指。

2. 脐腹部饱满，腹力充实。

3. 腹部平坦，腹肌充实，按腹柔软，胁腹内无癥块。

虚里动气和缓，节律均匀，速率不快不慢，触按应指，这是宗气充

盈，心肺气血和调的征象。脐腹饱满，腹力充实，是元气内聚而充旺，肝肾强健的征象。腹部平坦、柔软，肌肉充实，胁腹内无癥块，是脾胃健旺、气血充盈、经脉和畅的征象。

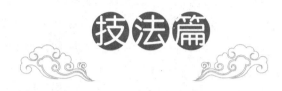

技法篇

——腹部按摩的施术部位及操作技术

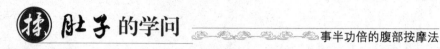

一、腹部按摩常用大穴

（一）以腹部穴位为主（图16）

1. 中脘

【定位】前正中线上，脐上4寸。

【功用】理气和胃，降逆祛湿。

2. 水分

【定位】前正中线上，脐上1寸。

【功用】利水消肿，分清泌浊。

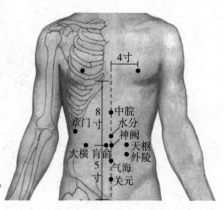

图16　常用腹部穴位

3. 气海

【定位】前正中线上，脐下1.5寸。

【功用】补气调气，补中益肾。

4. 关元

【定位】前正中线上，脐下3寸。

【功用】培本固肾，调气回阳。

5. 肓俞

【定位】脐中旁开0.5寸。

【功用】滋补肝肾，调理冲任。

6. 天枢

【定位】脐中旁开2寸。

【功用】调理胃肠，调经止痛。

7. 大横

【定位】脐中旁开4寸。

【功用】调理肠胃，润肠通便。

8. 外陵

【定位】前正中线旁开2寸，脐下1寸。

【功用】健脾益肾，调经止痛。

9. 章门

【定位】腋中线，第 11 肋前段端。

【功用】疏肝理气，和胃止痛。

（二）配合下肢穴位（图 17）

腹部按揉之后还要点揉下肢穴，这是因为排出腹部积聚的邪气要有出路，按揉下肢的几个特定穴位就是要让邪气下行排出去。

1. 足三里

【定位】外膝眼下 3 寸，胫骨外侧约 1 横指处。

【功用】调理气血，健脾和胃。

2. 血海

【定位】腓骨内上方 2 寸处。

【功用】养血和营，和血活络。

3. 阴陵泉

【定位】胫骨内侧髁下缘凹陷处。

【功用】化湿导滞，疏利下焦。

4. 地机

【定位】在内踝尖与阴陵泉穴的连线上，阴陵泉穴下 3 寸。

【功用】健脾统血，调经止痛。

5. 三阴交

【定位】内踝直上 3 寸，胫骨后缘。

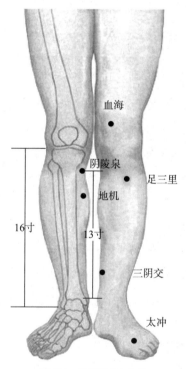

图 17　常用下肢穴位

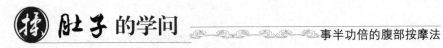

【功用】健脾化湿，疏肝益肾。

6. 太冲

【定位】足背，第1、2跖骨结合部之前凹陷中。

【功用】疏肝解郁，舒经通络止痛，调经止遗。

附一：胸腹部相关经络的走行（图18）

1. 任脉

起于小腹内，下出会阴部，向前上行于阴毛部，在腹内沿前正中线上行，经关元穴等至咽喉部。

2. 肾经

肾经的分支向上行于胸腹部第一侧线（腹部前正中线旁开0.5寸，胸部前正中线旁开1寸），左右各一。

3. 胃经

胃经胸腹部外行部分循行于第二侧线（胸部前正中线旁开4寸，腹部前正中线旁开2寸），抵腹股沟处，左右各一。

4. 脾经

脾经有一条分支分布于胸腹部第三条侧线（腹部前正中线旁开4寸，胸部前正中线旁开6寸），经锁骨下，止于腋下大包穴，左右各一。

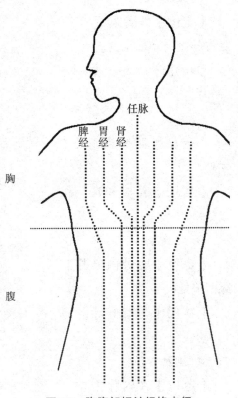

图18 胸腹部相关经络走行

附二：背部相关经络的走行（图 19）

1. 督脉

起于小腹内，下出会阴部，向后、向上行于脊柱的内部，上达项后风府，进入脑内。

2. 膀胱经

主干经脉从头顶向下到枕部，循行于脊柱两侧，距离后正中线 1.5 寸。枕部分支向下循行于背腰部主干线外侧，距离后正中线 3 寸。

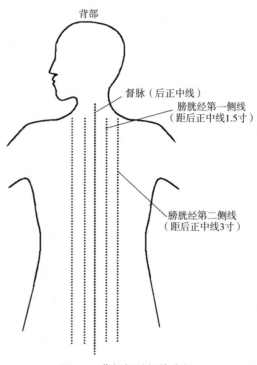

背部

督脉（后正中线）
膀胱经第一侧线
（距后正中线1.5寸）

膀胱经第二侧线
（距后正中线3寸）

图 19　背部相关经络走行

附三：常用取穴法

1. 骨度分寸定位取穴法

骨度分寸定位取穴法是指主要以骨节为标志，将两骨节之间的长度折量为一定的分寸，用以确定腧穴位置的方法。不论男女、老少、高矮、胖瘦，均可按一定的骨度分寸在其自身测量（图 20）。本书涉及的胸腹部、下肢部骨度分寸见表 1：

31

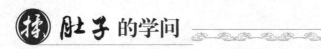

表1　胸腹部、下肢部常用骨度分寸表

分部	部位起点	常用骨度	度量法	说　明
胸腹部	两乳头之间	8寸	横量	胸部与胁肋部取穴直寸，一般根据肋骨计算，每一肋两穴间作1寸6分
	剑胸联合至脐中	8寸	直量	
	脐中至耻骨联合上缘	5寸	直量	
下肢部	耻骨上缘至股骨内上髁上缘	18寸	直量	用于足三阴经的骨度分寸
	胫骨内侧髁下缘至内踝尖	13寸	直量	用于足三阴经的骨度分寸
	股骨大转子至膝中	19寸	直量	用于足三阳经的骨度分寸；"膝中"前面相当犊鼻穴，后面相当委中穴；臀横纹至膝中，作14寸折量

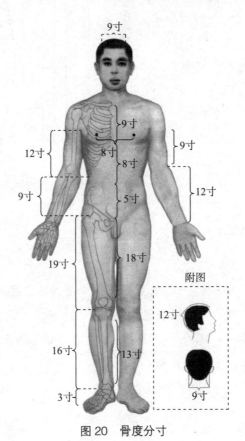

图20　骨度分寸

32

2.手指同身寸定位法

手指同身寸定位法是指依据本人手指为尺寸折量标准来取穴的定位方法，又称"指寸法"。常用的手指同身寸有以下三种（图21）：

（1）中指同身寸：以中指中节桡侧两端横纹头（拇指、中指屈曲成环形）之间的距离作为1寸。

（2）拇指同身寸：以受术者拇指的指间关节的宽度作为1寸。

（3）横指同身寸：令受术者将食指、中指、无名指和小指并拢，以中指中节横纹为标准，其四指的宽度作为3寸。四指相并名曰"一夫"。用横指同身寸量取腧穴，又名"一夫法"。

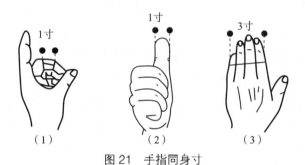

图21　手指同身寸

3.体表解剖标志定位法

体表解剖标志定位法是指以人体解剖学的各种体表标志为依据来确定腧穴位置的方法，又称自然标志定位法。人体固定的标志有骨节、肌肉形成的突起或凹陷，及五官轮廓、发际、指（趾）甲、乳头、肚脐等，是在自然姿势下可见的标志，可以借助这些标志确定腧穴的位置。如以腓骨小头为标志，在其前下方凹陷中定阳陵泉穴；以足内踝尖为标志，在其上3寸，胫骨内侧缘后方定三阴交穴；以脐为标志即为神阙穴，其旁开2寸定天枢穴等。

二、腹部按摩常用手法

1. 摩法

用手掌面附着局部，向横斜方向移动。可以调整力度，作用于皮肤肌肉层。

2. 推法

用拇指或掌根部着力于一定部位，向单一方向稳力推进。一般用单手拇指推，有时用双手拇指合推，或双拳推进。推法有以下几种：

（1）直推法：又分为指直推法和掌直推法。一般用于头部及躯干四肢肌肉丰厚处。

（2）分推法：以双手拇指指腹或大鱼际的桡侧置于胁肋部，可采取掌根推法，其余四肢放松分附于施治部位的两侧，分别向两侧平推。

（3）挤推法：以双手中指分置于脐之左右或上下经脉搏动处，向脐中挤压拨动经筋。施力时也可将食指置于中指背部，以增强力度。

3. 揉法

用手掌或掌根、手指、双手按住局部，顺时针或逆时针方向揉动。

4. 拿法

拇指与其余四指呈钳形做对掌运动，施以夹力，捏拿治疗部位，拿起后松放，如此交替。

5. 捏法

用单手或双手拇指与食、中、无名指张开成鸭嘴状，用力捏合局部，并朝上下方移动。

6. 按法

根据治疗部位的需要，利用拇指的指腹、指端或手掌，按压体表特定的部位，力分层透入直至病所。

7. 压法

手法同按法，力度有所不同。轻者为按，重者为压，力度可达深部。

8. 点法

用一指持续用力，指尖压在穴位上。作用于经络和穴位周围，并可传导到脏腑。

9. 拍法

五指自然伸开，用手掌有节奏地拍击局部，力度适当。

10. 拨法

多用拇指拨法和掌指拨法。

（1）拇指拨法：以拇指罗纹面按于施治部位，力量务必垂直于肌腱、肌腹、条索、神经干，往返用力推动。

（2）掌指拨法：以一手拇指指腹置于施治部位，另一手手掌置于该拇指之上，以掌发力，以拇指着力，务必使力量垂直于作用部位做往返推动。

三、腹部自我按摩技法

（一）准备手法

1. 直推三经五线（图22）

仰卧位，头背部应支撑两个枕头的高度，使后背和床的角度大约为30°左右，这样便于我们掌握力度。沿鸠尾或胸胁单方向直线由上至下推动任脉、足阳明胃经、足太阴脾经至耻骨联合阴毛际。推动时手指在前，掌根在后，力度应轻而不浮，重而不滞。

此法既可以放松腹部肌群又可以通经活络，同时可以进行自我诊断。要求认真领会手下的感觉，查找有无气块或硬块，腹主动脉有无动悸失常，以及腹部穴位的疼痛反应点，以便下一步进行点穴治疗保健。

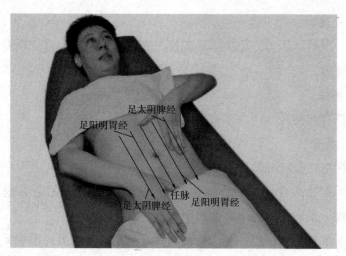

足太阴脾经

足阳明胃经

任脉

足太阴脾经　足阳明胃经

图22　直推三经五线

2. 摩腹（图 23）

仰卧姿势同上。两手掌相叠，置于腹部，以肚脐为中心，在上、中、下腹部沿升结肠、结肠右曲、横结肠、结肠左曲、降结肠、乙状结肠的投影区做环形而有节律的抚摩，摩动约 120 次，以腹部有温热感为宜。用力宜先轻后重，不能有滞涩感，要推而不滞。然后扩大范围摩动全腹部约 2 分钟。

一般按上述顺序行顺时针摩腹，如果腹泻则要按逆时针方向摩腹。

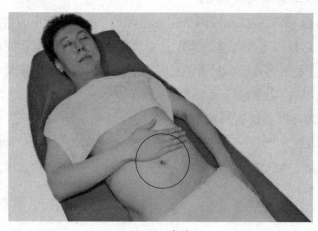

图23　摩腹

（二）腹部点穴

仰卧姿势同上，常规点按水分、中脘、天枢、外陵穴（图24）。

1. 点水分

用两手中指指腹叠加点按穴位，调匀呼吸，使呼吸平稳，可逐渐加深呼吸的深度。呼气时，劲力达于指节，借自身呼气放松之时，力往下探，分层沉取，同时手下可轻微做按揉的动作。有时可感觉到指腹侧搏动应手。吸气时持力不再用力。用力的程度是自己能够承受，而肌肉不会紧张。如此操作七息而止。结束时可在穴位上做轻微的按揉动作以进行放松。

手法过程中，可感觉少腹胀痛，腹鸣声声，腰背麻胀。手法停止后，痛胀消失，时有热气上冲的感觉。做水分穴这个部位，胀痛比较明显，要在可忍受的范围内操作。

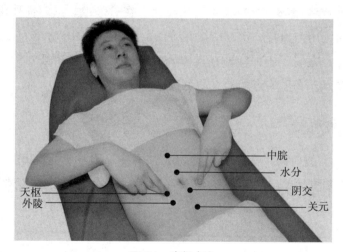

图24 腹部点穴

2. 点中脘

先用双手拇指交替从剑突下沿任脉轻柔地往下推至肚脐。手法要轻柔，要推而不滞。要顺畅就不能很用力，用自己的手指感受中脘穴处有无饱胀感。然后用双手中指指腹重叠，在中脘穴上点按。呼气时用力往下按，吸气时持力不再用力。如此操作七息而止。

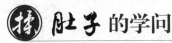

如果在中脘穴处有饱胀膨起感，说明脾胃运化不良，或有痰饮。我们要多加点按，日久天长脾胃功能就能得到很大的改善。

3. 点天枢

用双手中指指腹重叠，点按右侧或左侧天枢穴，呼气时用力下按，并同时向下推动指下组织，吸则持力不再用力。如此操作七息而止。

如果身体不适或生气、失眠、着急等，可以在天枢穴探查到条索或板状硬块。病灶有时在左侧有时在右侧，有时候双侧都有，用力下按会有酸胀或刺痛或窜痛至腰背或少腹部位的感觉。这时我们就要用上面的方法多加按压，可能当时疼痛难以缓解，但是睡一晚或稍后会有变化。

4. 点外陵

用双手中指指腹重叠，点按右侧或左侧外陵穴，呼气时力入，并同时向下推动指下组织，吸则持力而不再用力。如此操作七息而终。

我们点压外陵穴时会感受到有胀痛或窜痛的感觉，有时痛感会传到对侧腹部或者腰部，这种现象说明身体存在着隐患。这时需要深呼吸，尽量放松，用力点按，反复持续几分钟，体内寒痰积聚才有可能散掉。

腹部点穴时，不一定非在穴位处操作，可在穴位旁开 0.5 ~ 1cm 左右找压痛点，有压痛点的地方即可运用以上手法操作。

（三）下肢点穴

点按下肢血海、阴陵泉、地机、三阴交、太冲、足三里等穴（图25），以酸胀为度。穴位无需拘泥正确的位置，可以在穴位左右前后耐心查找反应点。

1. 点血海

可用揉、推、按法等进行操作。

如果有条索样反应点，无需用多大力度，就能感到刺痛酸痛，甚至无法忍受。如果有疼痛，说明身体出现了问题，我们就要多按多点。

2. 点阴陵泉

可用点、压、揉法等进行操作。

此穴位一般压痛明显，胫骨内缘上会有条索不平感，可用拇指面进行按揉，无需用力，能忍即可，但也不能没有任何感觉。

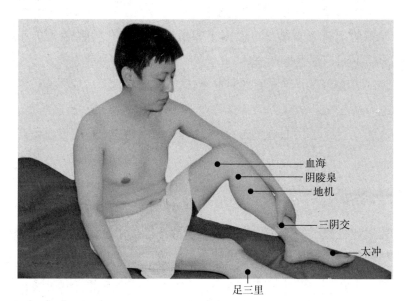

图 25　下肢点穴

3. 点地机

可用点、压、揉、推法等。

此穴位是脾经之要穴，与天枢穴遥相呼应，一天一地，重在调理脾胃后天之本。此穴位要找肌肉中的条索压痛点，手法可以加重，按揉3～4分钟即可。

4. 点三阴交

可用点、揉、推法等进行操作。

此穴位一般压痛明显，胫骨内缘有条索不平感，可用拇指面轻轻按揉，不需用力，能忍即可，但也不能没有任何感觉。

5. 点太冲

可用点、压、揉法等进行操作。

太冲为肝之原穴，穴位或其附近反应点的感觉是酸麻胀感，轻轻点揉即可。笔者认为穴位既是治病之处又是诊病之源，如果此穴位没有感觉，我们无需点揉此穴位。

6. 点足三里

可用按、揉、叩击法等进行操作。

如果肌肉过于丰满，可以用手叩击，使腿部有酸胀感、舒适感即可，无需拘泥于用手指点按。

腹部手法和下肢点穴可来回重复2~3遍。

四、腹部按摩术者技法

（一）准备手法

先以比较轻柔的手法，如推、摩、揉法等作用于腹部皮肤和肌肉浅层，使施术部位产生一种舒适柔和放松之感，也可以使受术者进入治疗手法前的预备期，解除紧张不适感，缓解非疾病因素导致的血脉、肌筋的痉挛，使腹通气顺，气血乃行。另外，准备手法还有更重要的意义，就是诊断。通过轻柔的手法，通过术者自身手掌的触觉，感受手下的感觉，是饱胀感、硬块，还是悸动明显，以便在治疗手法上有所变通。同时要学会与受术者沟通，既能增强受术者对于术者的信心，同时也会促进术者对于受术者自身感受的认知，如询问受术者疼痛点是胀痛还是刺痛，有无憋闷感等，这样就会加深术者对于受术者疾病的认识，并在治疗过程中加用不同的手法，便于针对性治疗。

1. 直推三经五线（图26）

术者用全手掌或双手拇指从受术者鸠尾或胸胁沿任脉、足阳明胃经、足太阴脾经单方向直线推动至阴毛际处。推动时力度应轻而不浮，重而不滞。此法既可以放松腹部肌群又可以通经活络，同时可以进行自我诊断。要细心体会手下的感觉，查找有无气块或硬块，腹主动脉有无动悸失常，有无疼痛反应点，以便下一步进行点穴治疗保健。

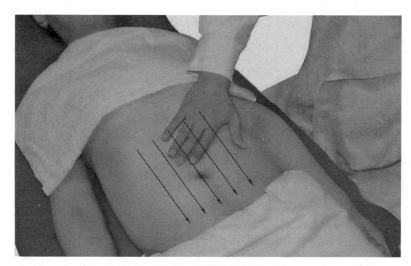

图 26　直推三经五线

2. 摩腹（图 27）

（1）沿受术者升结肠、结肠右曲、横结肠、结肠左曲、降结肠、乙状结肠的腹部投影区做环形而有节律的抚摩。一般按上述顺序行顺时针摩腹，如果腹泻则要行逆时针方向摩腹。

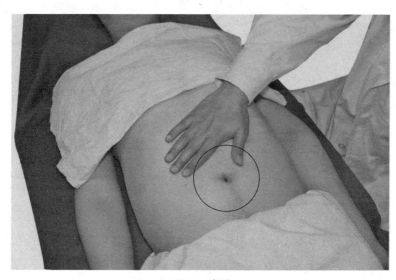

图 27　摩腹

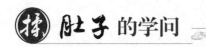

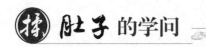

事半功倍的腹部按摩法

（2）术者坐于受术者之侧，根据腹诊划分的上腹、中腹、下腹（包括少腹和小腹）三个部分，以手掌的大鱼际、小鱼际或全掌吸附于受术者的肚腹表面，分别在上腹、中腹、下腹做轻柔的按揉手法。其作用，一是使受术者腹部肌群得以放松，抵抗力减弱，有利于下一步治疗，二是术者为受术者按揉时可静心体会手下的感觉，重点感受上腹部是否有饱胀膨隆感，以便了解上焦的病变之所，感受中腹神阙、天枢穴部有无硬结、胀痛等，以及下腹部尤其外陵穴处是否有饱胀感等。

3. **分推两胁**（图 28）

用双手手掌自受术者胸部正中线沿肋弓向两侧分推 5 分钟左右，然后双手拇指指腹分别在肋弓下可触及的硬块上轻轻点按。如无明显硬结、压痛，轻轻推摩即可。

有肝病的受术者两胁之下疼痛会牵动小腹，所以肝部不适的受术者必须诊视两胁。两胁皮肉充实而且有力量，为肝平；两胁空虚无力，是肝虚；若是两胁胀痛，则是肝气瘀滞，或者湿热瘀阻。

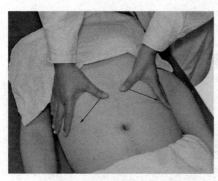 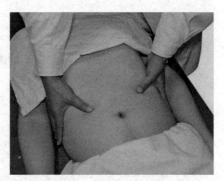

（1）推两胁　　　　　　　　（2）点按反应点

图 28　分推两胁

（二）治疗手法

经过前一步的操作，这时需要能够直达病所、针对病邪的治疗性手法来解决病痛。

42

1. 开水分（图 29）

本法要求配合呼吸操作，所以术者施术前最好调整呼吸与受术者一致。

术者站于受术者右侧，用两手中指指腹叠加点按受术者水分穴，蓄力于指尖，当受术者呼气放松时，术者通过倾斜身体借助扭转腰背的力量带动两臂，传递至两中指逐渐加力点按，呼气末手指点按至水分穴左侧腹主动脉搏动处，沉按至感觉指腹有搏动感，此时术者借助扭转腰背的力量，随着吸气时腹部膨隆手指回归至水分穴的右侧。一呼一吸为一息，如此操作七息而止。以上手法有类似逆时针方向的一个小圆运动。然后向相反的方向操作 3 息而止，相反方向类似顺时针方向的小圆运动。

操作过程中，受术者自觉水分处胀痛或少腹腰背麻胀，技法停止后，痛胀消失，有时会有热胀感停留于腹部及下肢。

如果受术者在操作过程中有气上冲胸的憋闷之感，术者应用一指点按水分，一指轻放于巨阙穴处，以阻气机上逆之势。

水分穴为中下腹之门户，为水谷分化，分清泌浊之处。要解决腹部之症，应首开此穴，有分清泌浊、健脾利湿的功能。

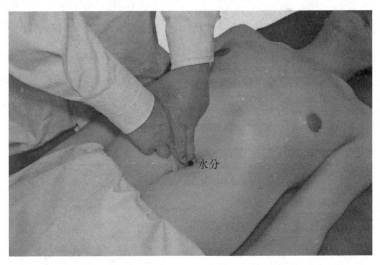

图 29　开水分

2. 开胸顺气（图30）

受术者仰卧，术者站在其右侧，以右手的拇指及掌面抚按于上腹部鸠尾穴附近，以左手的中指点按胸部的膻中、中府、天突，然后左手拇指面由印堂至神庭做平缓的推法，各约半分钟左右。随后，则以左手掌面抚按于上腹部，以右手的中指点按腹部的气海，左下肢的公孙、太冲、三阴交、血海等穴，右下肢的足三里、丰隆、阳陵泉、绝骨等穴，各约1分钟左右。此手法可使受术者心胸舒畅，心神安宁，同时增进食欲。

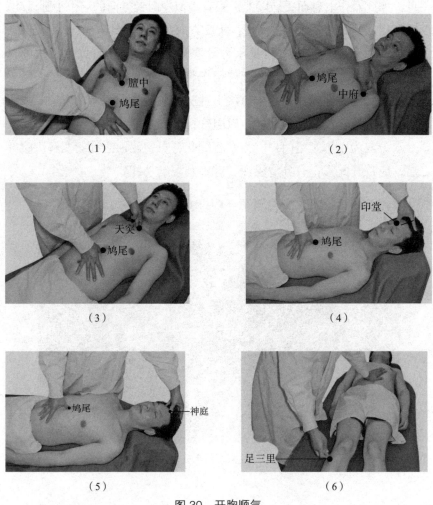

图30 开胸顺气

3. 点按鸠尾（图31）

受术者仰卧位，术者先以一手或双手拇指端同时按揉鸠尾穴1~2分钟，然后逐渐加压持续点按鸠尾穴1~2分钟，点压方向斜向上，使受术者产生较强的酸胀胸闷感为度。

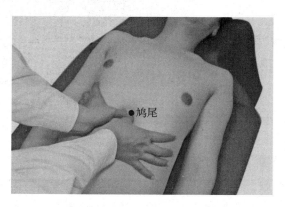

图31　点按鸠尾

4. 健脾和胃（图32）

受术者平卧，术者立于右侧，双手中指分别置于受术者中脘及下脘穴处，调整呼吸与受术者一致。操作开始力度宜轻，随受术者呼吸点按一息；然后逐渐加力，力度中取，深透肌肉层，可做两息；最后加力，劲力有直达脊柱背部的趋势（脾胃以运为健，脾胃不和日久，均会有病理产物积聚，用此手法有祛邪之功），两息而止；然后逐渐减轻力度至中取，再取两息。如此反复7次。

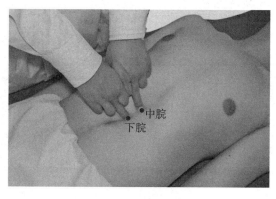

图32　健脾和胃

5. **开带脉**（图33）

术者双手中指分别
点按两侧带脉穴，双手
大指同时点按水分穴，
反复操作30次，力度深
透。带脉"总束诸脉"，
尤其是腰腹部经脉，主
治经脉约束无力所致的
各种迟缓、痿废诸症，

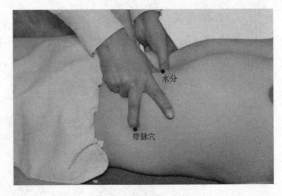

图33　开带脉法

包括月经不调、崩漏、带下、腰部酸软、下肢不利等疾病。

6. **通调胃脘**（图34）

受术者仰卧，下肢屈曲，术者坐其右则，以左手掌面横贴于腹部脐
上的胃脘部，右手掌叠覆其上，以加强手法的作用力和稳定性。术者双
手协同用力，以左手为主，做逆时针方向的半圆形环旋揉动。在揉动的
过程中，以自上而下的环旋揉动为主，力度和幅度要尽量大一些，而自
下而上的揉动，幅度和力度要小一些。如此反复揉动50～80周。然后，
以左手的拇指点按中庭或鸠尾穴处，以右手的拇指点按建里、上脘、下
脘、天枢、气海各约1分钟左右，使受术者腹部辘辘有声或腹部有蠕动
感，效果最妙。在具体掌揉胃脘的过程中，术者应有一个自上而下通降
胃气的意念，用力部位以大鱼际为主，若仔细体会揉动时的手感，会感
觉到术者手下的球形胃部。

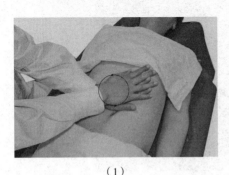

（1）　　　　　　　　　　　（2）

图34　通调胃脘

7. 托胃健脾（图 35）

手法操作基本同通调胃脘法。不同点为，掌揉的环旋方向为顺时针，当由下而上揉动时，有一个以小鱼际和掌跟部用力为主斜上方托动胃壁的力。此手法一般在进行了通调胃脘法并使胃气顺畅后进行，操作100～200 周。

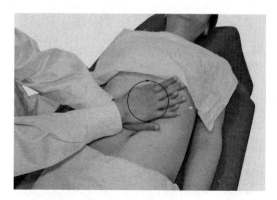

图35　托胃健脾

本法有健脾益气之效，多用于胃下垂、胃功能紊乱等。

8. 疏肝调胃（图 36）

受术者向左侧身卧位，术者面朝其腹侧站立，以左手掌、指腹按在受术者右胁下（第11肋骨游离端章门穴）附近区域，右手除拇指外四指并拢，用四指罗纹面按压在受术者右侧肩井穴上，然后左右手在此水平面上做平稳缓和的相对运动，即右手缓缓用力向左手的章门穴处拉、扳，当感到两手力量相交会后，保持这一位置片刻，然后放松。如此反复操作 3～5 次。然后术者以右手掌按于腹部，左手以拇指点按受术者左腿的阴陵泉、血海及右腿的足三里、阳陵泉等穴各 1 分钟。

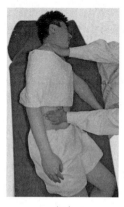

（1）

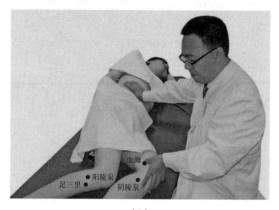

（2）

图36　疏肝调胃

9. 调理冲任（图 37）

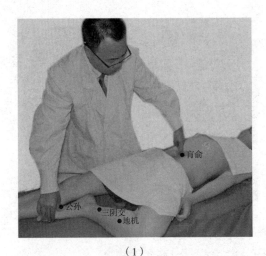

（1）

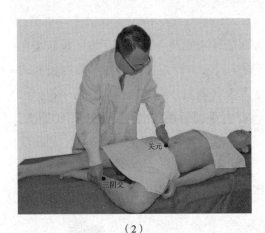

（2）

图 37　调理冲任

冲为血海，任主胞胎，冲脉"起于肾下胞中……并足少阴肾经"。现代中医学者依据《内经》理论和西医学相关论述，逐渐总结出肾－天癸－冲任－胞宫轴，所以本手法是对女子一身的调节。嘱受术者仰卧位，左腿髋关节外旋，膝关节屈曲，小腿置于右腿内侧，双下肢呈"4"字形。术者右手拇指依次点按公孙（通于冲脉）、三阴交、地机，同时左手点按同侧的气穴、肓俞以及任脉的关元，然后换另一侧操作。要求点穴力度深透肌表，术者蓄意于指下两穴，持有气血沟通的意念。最后双掌呈倒"八"字沿横骨穴推至带脉穴，反复数次，至手下有热感。

10. 大补气（图 38）

双手掌左右并列，劳宫穴分别与受术者华盖及膻中穴相对，按压胸部。膻中为气会，操作时意守掌下或者想象和感受气机流动感。然后双掌下移至左右劳宫穴分别与膻中及上脘穴相对，掌按胸及上腹部。之后双掌继续下移至上脘及水分穴处，掌按上中脘部。之后再下移至水分与气海穴处，掌按下腹部。最后嘱受术者屈膝，拇指点按气海、关元、水分，力度要求沉稳、有力、深透。

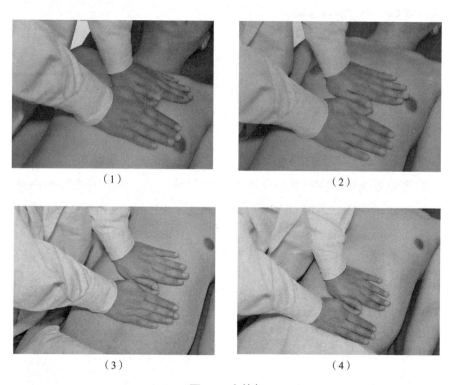

（1）　　　　　　　　　　　　（2）

（3）　　　　　　　　　　　　（4）

图 38　大补气

11. 运冲门（图 39）

受术者仰卧，下肢伸直。术者立于其右侧，以两手掌呈倒"八"字形置于骨盆两侧，两手拇指罗纹面找到股动脉搏动处（冲门穴），徐徐按压。初始因脉道受压而搏动加强，增加力度至股动脉搏动微弱，持续半分钟，随

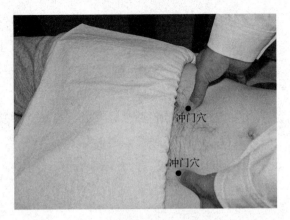

图 39　运冲门

后缓缓放松。如此操作 2 ~ 3 次，每次以受术者感到有热流下行感过膝为度。注意逐渐加力，两侧不宜同时按压。如为某些疾病导致的血管闭塞性脉管炎，已经供血不良，用力不宜过度，以避免不当刺激。

12. 温肾法（图 40）

受术者仰卧，下肢伸直，双手平放于身体两侧。术者立于其右侧，用左手鱼际或中指罗纹面按于中脘穴或水分穴上，同时右手除拇指外四指并拢，用四指罗纹面按于阴交、气海、关元及其旁开 0.5 寸肾经处，加力下按至肌肉层，如拨水般向脐处平缓推动。然后操作小腹部的外陵、大巨、归来穴及其旁开 0.5 寸的压痛点，顺序是先小腹后少腹，每一部位推动 6 ~ 9 次。最后，术者以左手掌按于受术者下腹部，右手拇指点按右侧下肢的三阴交、太溪、照海、涌泉等穴，及左下肢的足三里、悬钟等穴。

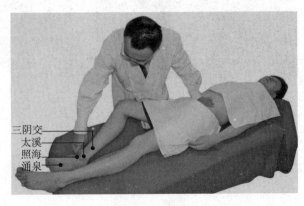

图 40　温肾法

13. 点肓俞（图41）

肓俞穴下面是腹主动脉，所以点按时会有腹部及下肢部的温热感、寒凉感或麻木感等，多表示手法使用得当，操作成功。如果受术者瘦小，手法可改为分别用两手的中指指针法同时点按其脐旁的肓俞穴，持续点按半分钟，反复操作 2 ~ 3 遍。在点按过程中，要仔细体会受术者脐下的动脉搏动感。

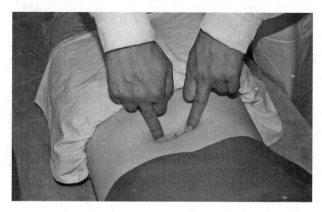

图41　点肓俞

14. 运上腹（图42）

受术者仰卧，术者位于一侧，以一手掌根或大鱼际置于上腹，自上而下循任脉、肾经、胃经、脾经按揉，至脐而还。反复操作 4 ~ 6 分钟，力度均匀适中，可调理中焦脾胃。

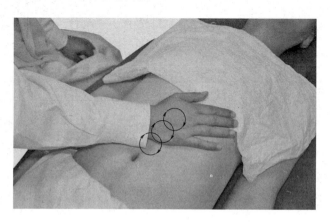

图42　运上腹

15. 运下腹（图 43）

受术者仰卧，下肢伸直，术者以两手拇指交叠置于气海穴上，其余四指分别置于腹部两侧，自上而下逐步点揉石门、关元、中极至曲骨。反复操作 2~3 分钟，可清利下焦湿热。

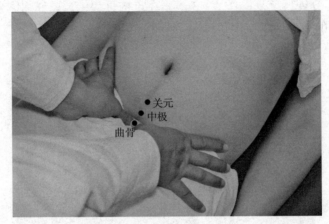

图 43　运下腹

16. 按揉神阙（图 44）

手掌劳宫穴对准受术者神阙穴进行按揉，以按为主，按中带揉，以意带形。或向上、或向下、或向左、或向右，边按压边揉摩，操作100~200 次。

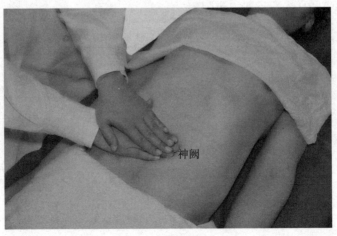

图 44　按揉神阙

（三）辅助手法

1. 背部调理

根据病在腹先治其背，阴病治阳的原理，应辅助进行背部阳经的按摩，可增强腹部按摩对身体的调理作用。

背部可划分为 5 条线，正中为督脉，左右各旁开 1.5 寸、3 寸为足太阳膀胱经。我们在这 5 条线上施拨、摩、啄、捏、拍 5 种手法，每种手法操作 3 遍。

（1）拨法：用四指分别在 5 条线的位置由上向下拨弄 3 次，使表皮显现红色（图 45）。

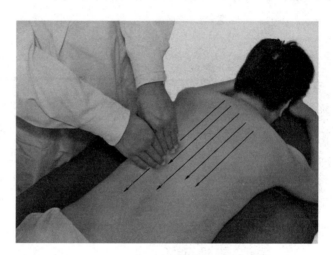

图 45 拨法

（2）摩法：用双手掌在 5 条线的位置上下往返各抚摸 3 次（图 46）。

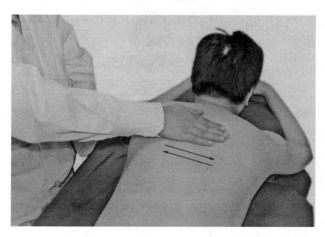

图 46 摩法

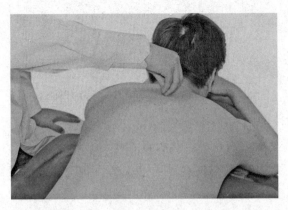

图47　啄法

（3）啄法：术者双手五指并拢成梅花形，在5条线的位置由上至下轻快啄击各3次（图47）。

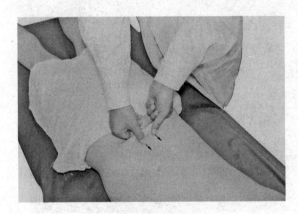

图48　捏法

（4）捏法：术者双手沿受术者脊柱两旁，用捏法把皮捏起来，边提捏，边向前推进，由尾骶部捏到枕项部，3遍之后用双手掌抚摸后背若干次（图48）。

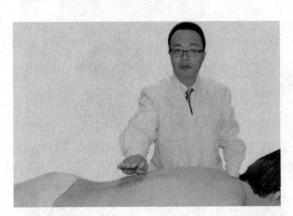

图49　拍法

（5）拍法：用手指、手掌或空心拳等在后背行拍打法。此法要注意轻重，以适当为好（图49）。

2.收气善后

所谓收气善后，即按照一定顺序的治疗手法和操作形成一种导向和趋势。腹部按摩后应引脏腑之邪出走胸腹气街，过气冲（股动脉搏动处），行至下肢末端井穴而出。进行下肢穴位的操作后，应在肢体的末端如四肢远端的涌泉、劳宫，经气之起源的井穴，及脊椎末端的八髎穴至长强穴等处操作，可引邪达表。

（1）推尾闾：受术者俯卧，术者用双手拇指直推法，分别沿足太阳膀胱经第1、2侧线，由脾俞、意舍直推至尾闾。推时配合受术者呼吸，避免挤压。依"阴病治阳"以及背俞穴的神经节段分布特性，本法有助于治疗脏腑疾患，尤其可有针对性地调治下焦脏腑病证（图50）。

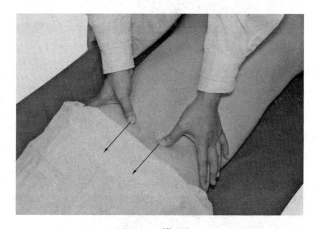

图50　推尾闾

（2）擦骶尾：受术者俯卧位，术者以掌根或鱼际着力，在八髎穴至长强穴间做上下或左右的往返擦动，动作要快，做200~300次（图51）。

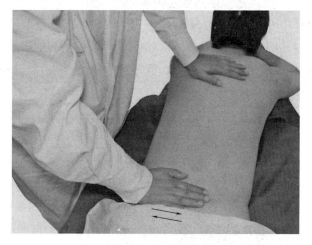

图51　擦骶尾

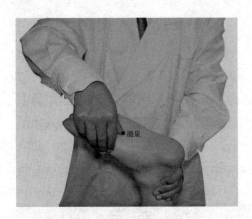

图 52　点揉涌泉穴

（3）点揉涌泉穴：术者以拇指罗纹面着力，先加力点按穴位，使力深透，再环旋揉动涌泉穴，做 200～300 次（图 52）。

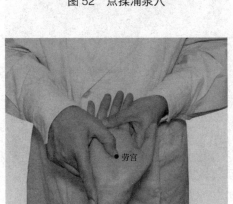

图 53　点劳宫穴

（4）点劳宫穴：术者托住受术者手背，拇指点按劳宫穴，中指点按外劳宫穴（手背第 2、3 掌骨之间，与劳宫穴相对），两指相对用力挤压（图 53）。

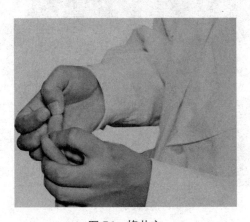

图 54　掐井穴

（5）掐井穴："所出为井"，井穴为经气所出的部位，点掐或捻揉十指井穴，可激发经气，促进末梢血液循环（图 54）。

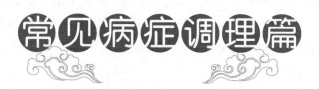

常见病症调理篇

——腹部按摩对常见病症的调理方法

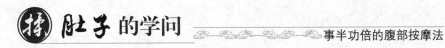

糖尿病前期

糖尿病前期是介于糖尿病和正常血糖之间的一种状态，被认为是糖尿病的必经阶段，是糖尿病的预警信号。具体说就是餐后血糖在 7.8mmol/L 到 11.1mmol/L 之间（即糖耐量低减），或空腹血糖在 6.1mmol/L 到 7.0mmol/L 之间（即空腹血糖受损）的状态。在糖尿病前期，糖调节已受损，包括空腹血糖受损（IFG）和葡萄糖耐量减退（IGT），二者可单独或合并出现。此期有的 2～3 年，有的 3～7 年，有的甚至可达 10 年左右。

【引发原因】

1. 家族遗传

直系亲属（如父母、兄弟姐妹）中有糖尿病者。

2. 后天因素

❀ 年龄 ≥ 45 岁。

❀ 超重或肥胖者——体重指数（BMI）≥ 25。BMI 计算方法为：BMI= 体重（kg）÷ 身高 ^{2}（m^2）

❀ 血检高密度脂蛋白胆固醇低和 / 或高甘油三酯血症（高密度脂蛋白胆固醇 ≤ 0.90mmol/L，即 35mg/dl，甘油三酯 ≥ 1.71mmol/L，即 250mg/dl）。

❀ 高血压（收缩压即高压 ≥ 140mmHg，和 / 或舒张压即低压 ≥ 90mmHg）。

❀ 患有心脑血管病变，如中风偏瘫等。

❀ 年龄 ≥ 30 岁的妊娠妇女，有妊娠糖尿病史者，曾有分娩巨大儿（出生体重 ≥ 4kg）者，曾有不明原因的滞产者，有多囊卵巢综合征者。

❀ 习惯久坐者。

❀ 使用一些特殊药物，如糖皮质激素、利尿剂等。

【腹部按摩调理方法】

（一）自我按摩

1.腹部操作

（1）直推三经五线。

（2）摩腹。

（3）腹部常规点穴。

（4）随证加点下列穴位。

    ❋ 摸到腹主动脉搏动异常强烈——加肓俞、阴交。

    ❋ 肾虚——加气海、关元。

    ❋ 上腹部饱胀——加梁门、承满、巨阙。

    ❋ 大便不好——加大横。

    ❋ 胸胁胀痛——加日月、章门。

2.下肢辅助手法

点按下肢穴位血海、阴陵泉、地机、三阴交、太冲、足三里，以酸胀为度。

（二）术者操作

1.准备

以准备手法放松受术者的紧张感，并诊察病情，确定受术者的病灶之处，制订治疗方案。此法施术10分钟左右。

2.腹部操作

（1）开水分。水分为任脉要穴，兼调中焦脾胃，分化水谷。

（2）用中指点按腹部常用穴位，如中脘、上脘、巨阙、阴交、气海、关元、梁门、天枢、外陵等穴。同时可根据放松手法过程中感知到的手下异常，酌情点按阿是穴。

（3）开带脉。

（4）如果受术者压力较大，心情抑郁，可加疏肝调胃法、开胸顺气法，加按云门穴，助血气运行，散胸中浮热。

（5）如上腹膨隆饱胀，可加健脾和胃法、通调胃脘法。

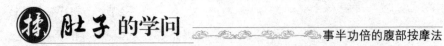

（6）如受术者气短、无力，可加大补气法。

（7）如受术者体瘦，腹动脉悸动明显，可加点肓俞、运冲门法，加速血液运行，避免因血糖浓度升高导致的血黏度增加和血流缓慢。

（8）温肾法。针对病机，补益阴津，下肢穴位重点操作涌泉、太溪、三阴交。

（9）运上下腹，按揉神阙，作为腹部善后手法。

3. 背部调理

重点在肝俞、脾俞、肾俞、胃脘下俞（又称胰俞）做按揉法或者一指禅推法，以微微发红为度。胃脘下俞位于背部，当第8胸椎棘突下，脊椎旁开1.5寸。

4. 收气善后

（1）行下肢推按放松手法，最后揉擦足部涌泉穴数次。

（2）行上肢肌肉放松手法，揉擦劳宫穴数次。

（3）拿肩井若干次；擦腰骶部若干次。

【其他调理方法】

糖尿病的养生原则可以总结为两点：迈开腿，管住嘴。

1. 饮食调理

合理控制饮食可以减轻胰岛负担，纠正已发生的高血糖、高血脂等代谢紊乱，同时可以降低餐后高血糖，减轻对胰岛B细胞的刺激，有利于预防和治疗各种急性并发症，提高整体健康水平。

2. 食疗

❀ 淮山薏米粥（健脾生津）

原料：淮山药60g，薏米15～30g，粳米100g。

方法：煮粥。

❀ 黄芪炖鳖肉（降糖，益气健胃，补阴）

原料：生黄芪20g（包），鳖肉400g。

方法：同炖，酱油佐味。

❀ 玉米须煲猪瘦肉

原料：玉米须30g，猪瘦肉100g。

方法：共煲汤，加盐调味，去玉米须。

❀ **冬瓜莲子老鸭汤**

原料：冬瓜 500g，莲子、芡实、薏米共 100g，陈皮 1 块，老鸭半只。

方法：加水大火煮开，小火慢炖 2 小时，调味即可。

❀ **猪胰煲淮山**

原料：猪胰 1 具，山药 30g。

方法：同煲汤，加盐调味。

3. 生活方式干预

生活方式干预可使糖尿病风险率降低 30%～58%，并可完全纠正糖尿病前期倾向。如果处于糖尿病前期，通过适当的饮食和运动减掉多余的体重，能够提高身体利用胰岛素的能力，同时可以更有效地利用葡萄糖。可请营养师量身制订一个饮食计划。

4. 合理运动

专家把运动和饮食称为控制糖尿病的"两大基石"，只有"基石"稳固，药物才能发挥出应有的效应。可见，运动疗法是治疗糖尿病重要的甚至是必不可少的手段之一。运动宜每周 3～5 次，强度因人而异。一般宜从低强度运动（散步、做操、打太极拳等）开始，逐渐进入中等强度（登山、骑车、跳绳、爬楼等）。避免过度运动，运动时间宜于餐后 1～2 小时开始。

5. 保持情绪乐观

情绪的变化常常是血糖波动的重要因素之一。要正确对待工作和生活，恬淡虚无，胸襟开阔，保持情绪正常，促使血糖的控制。

(编者按语)

注意避免一些误区。

第一，我们不能偶然查一次空腹血糖高就认为自己血糖高而紧张，偶尔血糖高有好多因素，我们要淡定，反复检查几次。

第二，不能盲目听信医生，有的医生一看化验指标高就要求患者吃降糖药，那是不严谨的。其实在代偿期，自己通过饮食控制和加强锻炼及适当干预方法，是能够恢复健康的。

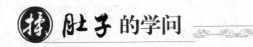

高脂血症前期

　　高脂血症前期是指血液中脂质（胆固醇、中性脂肪）含量过剩的状态，总胆固醇 5.17～5.7mmol/L，和／或甘油三酯 1.65～1.7mmol/L，和／或低密度脂蛋白 3.15～3.64mmol/L，高密度脂蛋白 0.9～1.04mmol/L。此期往往没有明显的症状，也可能出现胸腹憋闷，肢体麻木，走路时步履沉重，头昏目眩，视力模糊，耳鸣心悸，失眠多梦，腰酸背痛，面色苍白，少动懒言，胃口不佳，乏力，心悸怔忡，心前区偶有憋闷感等。在眼睑、肌腱、肘等部位可能见到凸在皮肤的黄色瘤。多见舌苔厚腻，脉象细弱、无力或弦滑。

【引发原因】

1. 家族遗传
由遗传基因缺陷或基因突变引起。

2. 后天因素
　　❀ 饮食习惯、生活方式及其他自然环境因素等所致的脂质代谢异常。长期高脂饮食，脾胃负担过重，或者思虑过度，伤及脾胃，致使脾胃功能减弱，造成水湿停聚，日久成饮成痰，停聚体内。

　　❀ 由某种明确的基础疾患引起。常见的可能引起继发性高脂血症的基础疾患有糖尿病、甲状腺功能低下、慢性肾病和肾病综合征、阻塞性肝胆疾患、肝糖原储存疾患、胰腺炎、乙醇中毒、特发性高钙血症、多发性骨髓瘤、巨球蛋白血症、红斑狼疮、神经性厌食症等。

　　❀ 某些药物，如噻嗪类利尿药、含女性激素的口服避孕药、甲状腺素、促进合成代谢的类固醇激素及某些 β- 受体阻滞剂等，也能引起高脂血症。

　　当这些基础疾患被治愈或控制之后，或有关药物停用之后，继发性高脂血症即可望得到纠正。

【腹部按摩调理方法】

（一）自我按摩

1.腹部操作

（1）直推三经五线。

（2）摩腹。

（3）腹部常规点穴。

（4）随证加点下列穴位。

❀ 腹部胀满小便不利——加中极、关元、归来、曲骨。

❀ 胸闷气短——加膻中、巨阙、气海。

❀ 胸胁胀痛——加日月、章门。

2.下肢辅助手法

点按下肢穴位血海、阴陵泉、地机、三阴交、太冲、足三里，以酸胀为度。

（二）术者操作

1.准备

以准备手法施术10分钟左右。

2.腹部操作

（1）开水分。

（2）点按中脘、上脘、巨阙、阴交、气海、关元、梁门、天枢、外陵等穴。同时可根据放松手法过程中感知到的手下异常，酌情点按阿是穴。

（3）开带脉。

（4）如果受术者压力较大，心情抑郁，可加疏肝调胃法、开胸顺气法，加按云门穴，助血气运行，散胸中浮热。

（5）如上腹膨隆饱胀，可加健脾和胃法、通调胃脘法。

（6）如受术者气短、无力，可加大补气法。

（7）如受术者体瘦，腹动脉悸动明显，可加点肓俞、运冲门法。

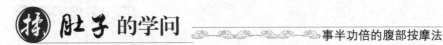

（8）温肾法。针对病机，补益阴津，下肢穴位重点操作涌泉、太溪、三阴交。

（9）运上下腹，按揉神阙，作为腹部善后手法。

3. 背部调理

重点在肝俞、脾俞、肾俞、胃脘下俞（又称胰俞）做按揉法或者一指禅推法，以微微发红为度。

4. 收气善后

（1）行下肢推按放松手法，最后揉擦足部涌泉穴数次。

（2）行上肢肌肉放松手法，揉擦劳宫穴数次。

（3）拿肩井若干次。擦腰骶部若干次，大便干由上至下擦，大便稀由下至上擦。

【其他调理方法】

1. 饮食调理

（1）先是低脂饮食，多吃蔬菜、粗粮、豆制品、瘦肉等，尤其是能减少肠内胆固醇吸收的粗纤维食物，少吃动物内脏、蛋黄、鱼子、肥肉等。

（2）改变烹调方式，做菜少放油，尽量以蒸、煮、凉拌为主，少吃煎炸食物，选用植物油煎炒。

（3）少吃甜食，免得滋腻脾胃。

（4）有烟酒嗜好的要戒烟戒酒，体重超标的要减肥。

2. 食疗

❋ 冬瓜香菇菜（下气消痰，利水渗湿，降脂减肥）

原料：冬瓜 200g，香菇 50g，调味品适量。

方法：冬瓜去皮洗净，切成小方块。香菇用水发开，洗净，切成丝。葱姜洗净切丝。锅中放入植物油，烧热后下葱姜爆香，再下冬瓜、香菇和泡香菇的水，焖烧数 10 分钟，待熟时调入食盐、味精等调料，翻炒几下即可。

❋芹菜炒豆腐干（清热解毒，平肝息风）

原料：芹菜 250g，豆腐干 50g，调味品适量。

方法：芹菜洗净切成段，豆腐切成丝备用。锅中加植物油少许，烧热后将芹菜、豆腐干放入锅中煸炒至芹菜熟透，调入调料即成。

❋菊普罗汉果茶（降脂、降压、减肥）

原料：普洱茶、菊花、罗汉果各 6g。

方法：沸水冲泡，代茶饮。

3.合理运动

一般宜采取中强度、长时间、大肌群参与的运动，如步行、骑自行车、游泳、慢跑，以运动中不感到气短疲劳为度。每天坚持运动半小时到 1 小时，每周坚持不少于 5 天，持之以恒。

高血压前期

高血压前期指多数情况下血压<140/90mmHg，或偶尔>140/90mmHg，血压常波动在（120～139）/（80～89）mmHg。可无症状，也可有头晕、眼花、头痛、记忆力衰退、神疲乏力等症状。

【引发原因】

1.年龄

高血压发病率有随年龄增长而增高的趋势，40岁以上者发病率高。

2.食盐过多

有认为每日食盐摄入少于2g，几乎不发生高血压；摄入3～4g，高血压发病率3%；摄入4～15g，发病率33.15%；多于20g，发病率30%。

3.体重

肥胖者发病率高。

4.遗传

大约半数高血压者有家族史。

5.环境与职业

有噪音的工作环境，过度紧张的脑力劳动，均易使人发生高血压，城市居民的高血压发病率高于农村居民。

【腹部按摩调理方法】

（一）自我按摩

1.腹部操作

（1）直推三经五线。

（2）摩腹。

（3）腹部常规点穴。

（4）随证加点下列穴位。

❋ 上腹部饱胀——加巨阙、建里、承满。

❋ 急躁易怒——加日月、章门、右幽门、右梁门。

❋ 肾阴虚，身体偏瘦，见腹主动脉异常——加肓俞、阴交。

2. 下肢辅助手法

点按下肢穴位血海、阴陵泉、地机、三阴交、太冲、太溪、足三里、足临泣、丰隆，以酸胀为度。

（二）术者操作

1. 准备

以准备手法施术 10 分钟左右。

2. 腹部操作

（1）开水分。

（2）点按中脘、上脘、巨阙、阴交、气海、关元、梁门、天枢、外陵等穴。同时可根据放松手法过程中感知到的手下异常，酌情点按阿是穴。

（3）开带脉。

（4）疏肝调胃法、开胸顺气法的操作酌加时间，加按云门穴，助血气运行，散胸中浮热。

（5）如上腹膨隆饱胀，可加健脾和胃法、通调胃脘法。

（6）如受术者气短、无力，可加大补气法。

（7）如受术者体瘦，腹动脉悸动明显，可加点肓俞、运冲门法。

（8）温肾法。针对病机，补益阴津，下肢穴位重点操作涌泉、太溪、太冲、三阴交。

（9）运上下腹，按揉神阙，作为腹部善后手法。

3. 背部调理

重点在肝俞、胆俞、脾俞、肾俞、胃脘下俞（又称胰俞）做按揉法或者一指禅推法，以微微发红为度。

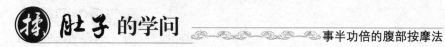

4.点按头部穴位

点按太阳、上星、神庭、头维、前顶穴等。

5.收气善后

（1）行下肢推按放松手法，最后揉擦足部涌泉穴数次。

（2）行上肢肌肉放松手法，揉擦劳宫穴数次。

（3）捏拿风池、风府，酌加点按头后部穴位。

（4）拿肩井若干次。擦腰骶部若干次，大便干由上至下擦，大便稀由下至上擦。

【其他调理方法】

1.合理膳食

（1）首先要控制能量的摄入，提倡吃复合糖类，如淀粉、玉米，少吃葡萄糖、果糖及蔗糖，因这类糖属于单糖，易引起血脂升高，进而引起血压升高。

（2）限制脂肪的摄入。烹调时选用植物油，可多吃海鱼，海鱼含有不饱和脂肪酸，能使胆固醇氧化，从而降低血浆胆固醇，还可延长血小板的凝聚，抑制血栓形成，防止中风，还含有较多的亚油酸，对增加微血管的弹性，防止血管破裂，防止高血压并发症有一定的作用。

（3）适量摄入蛋白质。高血压者每日蛋白质的量以每公斤体重1g为宜。每周吃2～3次鱼类蛋白质，可改善血管弹性和通透性，增加尿钠排出，从而降低血压。如高血压合并肾功能不全时，应限制蛋白质的摄入。

（4）多吃含钾、钙丰富而含钠低的食品。含钾高的食物有土豆、茄子、海带、莴笋等。含钙高的食品有牛奶、酸牛奶、虾皮等。少吃肉汤类，因为肉汤中含氮浸出物增加，能够促进体内尿酸增加，加重心、肝、肾脏的负担。

（5）限制盐的摄入量。每日应逐渐减至6g以下（普通啤酒盖去掉胶垫后，一平盖食盐约为6g）。食盐量包括烹调用盐及其他食物中所含钠折合成食盐的总量。适当减少钠盐的摄入有助于降低血压，减少体内

68

的水钠潴留。

（6）多吃新鲜蔬菜、水果。每天吃新鲜蔬菜不少于400g，水果100～200g。

2. 食疗

❋ 芹菜粥

原料：芹菜连根120g，粳米250g。

方法：将芹菜洗净，切成六分长的段，粳米淘净。芹菜、粳米放入锅内，加清水适量，用武火烧沸后转用文火炖至米烂成粥，再加少许盐和味精，搅匀即成。

❋ 菊花粥

原料：菊花末15g，粳米100g。

方法：菊花摘去蒂，上笼蒸后，取出晒干或阴干，磨成细末备用。粳米淘净放入锅内，加清水适量，用武火烧沸后，转用文火煮至半成熟，再加菊花细末，继续用文火煮至米烂成粥。

❋ 绿豆海带粥

原料：绿豆、海带各100g，大米适量。

方法：将海带切碎，与其他2味同煮成粥。

❋ 芹菜蜜汁

原料：芹菜1000g，蜂蜜适量。

方法：将芹菜去根洗净，捣烂，榨汁后，加入等量蜂蜜即成。

❋ 决明子粥

原料：决明子20g，粳米100g，冰糖10g。

方法：将粳米淘净后用冷水浸泡半小时，捞出，沥干水分；将决明子炒至微有香气，捣碎研末；将冰糖打碎。锅中加入冷水、粳米，大火煮沸后，加入决明子末，再改用小火续煮至粥成，最后加入冰糖调匀。

❋ 生地马蹄豆腐肉汤

原料：生地50g，马蹄250g，豆腐4块，猪瘦肉200g。

方法：马蹄去皮洗净，瘦肉飞水去沫，与生地一起放入汤锅中，加适量清水，煮沸后，文火炖约1小时，放入豆腐，继续炖约10分钟，

调味即成。

3. 茶疗

❀菊花茶：所有的菊花应为甘菊，其味不苦，尤以苏杭一带所产的大白菊或小白菊最佳。每次用3g左右泡茶饮用，每日3次。也可用菊花加金银花、甘草同煎代茶饮用，有平肝明目、清热解毒之特效。菊花茶对高血压、动脉硬化者有显著疗效。

❀山楂茶：山楂所含的成分可以助消化，扩张血管，降低血糖，降低血压。每天数次用鲜嫩山楂果1～2枚泡茶饮用，对于治疗高血压具有明显的辅助疗效。

❀荷叶茶：荷叶的浸剂和煎剂具有扩张血管、清热解暑及降血压之效，同时，荷叶还是减脂去肥之良药。治疗高血压的饮用方法是，用半张鲜荷叶洗净切碎，加适量水，煮沸放凉后代茶饮用。

4. 适量运动

运动除了可以促进血液循环，降低胆固醇的生成外，还能增强肌肉、骨骼与关节的力量与稳固性。运动能增进食欲，促进肠胃蠕动，预防便秘，改善睡眠。运动以有氧运动较好，如散步、慢跑、太极拳、骑自行车和游泳等。

5. 戒烟限酒

吸烟会导致高血压。研究证明，吸一支烟后心率每分钟增加5～20次/分，收缩压增加10～25mmHg。因此，无高血压的人戒烟可预防高血压的发生，有高血压的人更应戒烟。与吸烟相比，饮酒对身体的利弊就存在争议，不时出现各种报告，有的说少量饮酒有益，有的说有害，但可以肯定的一点是，大量饮酒肯定有害，高浓度的酒精会导致动脉硬化，加重高血压。

6. 药枕

可以用杭菊花、桑叶、草决明做枕头。

痛风前期

痛风前期是指个体血尿酸超过 360mmol/L，或者超过 420mmol/L，但无血尿酸升高造成的特有临床症状，如痛风性关节炎、痛风结石及痛风性肾脏病变等。痛风前期者主要见于 40～60 岁成年男性，女性则常见于绝经前后。临床上表现为无症状，或轻度头痛、发热、全身不适、轻微食欲不振等。

【引发原因】

1. 生活无规律导致尿酸高

无规律的生活方式会打乱人体"生物钟"的节律，令人体代谢失常，加重体质酸性化，成为痛风瞄准的对象。

2. 药物或疾病的影响

如利尿药、降压药、化疗药等药物因素，及肾病、血液病、糖尿病等疾病，也可引起尿酸升高。

3. 压力过大

在白领阶层的脑力劳动者中，患痛风的人日益增多。这是因为工作的巨大压力，过度的精神紧张，致使身心疲劳不堪，而又缺乏锻炼，这样就会使各脏器的生理功能减退，影响代谢废物的排泄，体液变为酸性，为罹患痛风埋下祸根。

4. 外邪刺激

受凉感冒、寒冷刺激、关节外伤等，都可成为导致痛风发作的原因。

5. 饮酒容易引发痛风

酒精在肝组织代谢时，大量吸收水分，令血浓度加强，使原来已经接近饱和的尿酸加速进入软组织形成结晶，导致身体免疫系统过度反应（敏感）而造成炎症。痛风古称"王者之疾"，因此症好发于达官贵人，如元世祖忽必烈晚年就因饮酒过量而饱受痛风之苦。

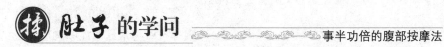

6.食物的影响

一些食品经过代谢后，部分衍生物可以引发原来积蓄在软组织的尿酸结晶重新溶解，这时可增加血尿酸的量。

【腹部按摩调理方法】

（一）自我按摩

1.腹部操作

（1）直推三经五线。

（2）摩腹。

（3）腹部常规点穴。

（4）随证加点下列穴位。

　　※ 脾胃虚弱——加上脘、承满。

　　※ 气虚——加气海、关元。

　　※ 小便不利——加归来、中极、水道、曲骨。

2.下肢辅助手法

点按下肢穴位血海、阴陵泉、地机、三阴交、太冲、足三里，以酸胀为度。

（二）术者操作

1.准备

以准备手法施术10分钟左右。

2.腹部操作

（1）开水分。

（2）点按中脘、上脘、巨阙、阴交、气海、关元、梁门、天枢、外陵等穴。同时可根据准备手法过程中感知到的手下异常，酌情点按阿是穴。

（3）开带脉。

（4）如果受术者压力较大，心情抑郁，可加疏肝调胃法、开胸顺气法，加按云门穴，助血气运行，散胸中浮热。

（5）如上腹膨隆饱胀，可加健脾和胃法、通调胃脘法。

（6）如受术者气短、无力，可加大补气法。

（7）如受术者体瘦，腹动脉悸动明显，可加点肓俞、运冲门法。

（8）温肾法。针对病机，补益阴津，下肢穴位重点操作涌泉、太溪、三阴交。

（9）运上下腹，按揉神阙，作为腹部善后手法。

3. 背部调理

重点在肝俞、脾俞、肾俞、胃脘下俞（又称胰俞）做按揉法或者一指禅推法，以微微发红为度。

4. 收气善后

（1）行下肢推按放松手法，最后揉擦足部涌泉穴数次。

（2）行上肢肌肉放松手法，揉擦劳宫穴数次。

（3）拿肩井若干次。擦腰骶部若干次，大便干由上至下擦，大便稀由下至上擦。

【其他调理方法】

1. 戒酒

酒精可使血乳酸水平增高，抑制肾小管对尿酸的排泄，导致血尿酸增高。此外，饮酒同时常常进食较多高嘌呤食物，导致血尿酸水平增高，诱发痛风性关节炎急性发作。

2. 均衡饮食

主食以碳水化合物为主，饮食中碳水化合物应占总热量的50%～60%。碳水化合物可促进血尿酸的排出，避免高蛋白、高脂肪饮食。另外应限制食盐摄入。

3. 选食碱性食品

碱性食品可以降低血清和尿液的酸度，甚至使尿液呈碱性，从而增加尿酸在尿液中的可溶性。

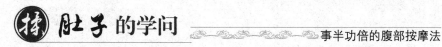

4. 养成多饮水的习惯

每日饮水总量在 2000ml 左右，可以稀释血中尿酸浓度，增加尿量，促进尿酸排泄，避免尿路结石形成。

5. 食疗

❋ 菊花茶（降压，调脂，碱化尿液）

原料：白菊花 50g。

方法：将菊花适量泡茶饮用。宜长期饮用。

❋ 薏苡仁粥（健脾化湿）

原料：薏苡仁 100g，糯米 100g，冰糖适量。

方法：将薏苡仁及糯米洗净，放入锅中，加水 1500ml，大火煮沸，再用小火煮 20 分钟，以米烂为度。可加适量冰糖调味。

脂肪肝

脂肪肝人群是肝病的高危人群。大多数脂肪肝患者无明显自觉症状，常在体检时发现，或仅有食欲不振、腹部不适、乏力等轻微症状。

【引发原因】

1.机体代谢不良，引起脂肪在肝细胞上的堆积。

2.肝脏因本身营养不均衡导致功能退行性变。

3.血液循环尤其是微循环不良。

4.长期对早餐不在意或不吃早餐，致使胆汁分泌不足，胆囊功能退行性变，摄入机体的脂类不能充分乳化。

5.肠吸收功能下降，体内缺乏营养素，如B族维生素、钙、镁等。

6.压力大、情绪不稳定造成对肝脏损害等。

【腹部按摩调理方法】

（一）自我按摩

1.腹部操作

（1）直推三经五线。

（2）摩腹。

（3）腹部常规点穴。

（4）随证加点下列穴位。

❂ 摸到腹主动脉搏动异常强烈——加肓俞、阴交。

❂ 胸胁胀痛——加日月、章门。

❂ 胸闷气短——加巨阙、膻中、气海。

2.下肢辅助手法

点按下肢穴位血海、阴陵泉、地机、三阴交、太冲、足三里，以酸胀为度。

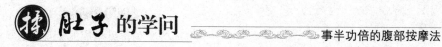

（二）术者操作

1. 准备

以准备手法施术 10 分钟左右。

2. 腹部操作

（1）开水分。

（2）点按中脘、上脘、巨阙、阴交、气海、关元、梁门、天枢、外陵等穴。同时可根据准备手法过程中感知到的手下异常，酌情点按阿是穴。

（3）开带脉。

（4）如果受术者压力较大，心情抑郁，可加疏肝调胃法、开胸顺气法，加按云门穴，助血气运行，散胸中浮热。

（5）受术者若有两胁肋压痛，可重点点按压痛点，配合呼吸，否则受术者难以放松。点按时方向要斜向肋下及上方。

（6）如上腹膨隆饱胀，可加健脾和胃法、通调胃脘法。

（7）如受术者气短、无力，可加大补气法。

（8）如受术者体瘦，腹动脉悸动明显，可加点肓俞、运冲门法。

（9）温肾法。针对病机，补益阴津，下肢穴位重点操作涌泉、太溪、三阴交。

（10）运上下腹，按揉神阙，作为腹部善后手法。

3. 背部调理

重点按揉至阳、肝俞、脾俞、肾俞、胃脘下俞（又称胰俞），以微微发红为度。

4. 收气善后

（1）行下肢推按放松手法，最后揉擦足部涌泉穴数次。

（2）行上肢肌肉放松手法，揉擦劳宫穴数次。

（3）拿肩井若干次。擦腰骶部若干次，大便干由上至下擦，大便稀由下至上擦。

【其他调理方法】

1. 饮食调理

（1）提倡脂肪肝患者食物多样化，食用鱼、瘦肉、蛋清及豆制品以提供蛋白，食用橄榄油、菜籽油等不饱和脂肪酸提供脂肪。多食膳食纤维，如粗杂粮（玉米粉、粗麦粉、麦麸等）、干豆类、海带、蔬菜等。

（2）改变不良的饮食习惯，实行有规律的一日三餐，做到"早吃饱，午吃好，晚吃少"，尽量不吃夜宵。不吃零食和甜食，饮食宜清淡。

（3）不宜过咸，一般每天食盐控制量以 4～6g 为宜，以免水分潴留，增加体重。

2. 食疗

❀ 番茄芹菜青椒汁（降脂保肝）

原料：番茄 500g，芹菜、青椒各 250g，柠檬汁适量。

方法：番茄切成小块，芹菜带叶切细，青椒去籽切细，三种蔬菜混合，放入榨汁机榨汁。柠檬洗净去核，连皮切成小块，然后用榨汁机压榨出汁，盛入小碗。蔬菜汁与柠檬汁混合后饮用。

❀ 木耳鱼片（降低甘油三酯，防治脂肪肝）

原料：黑木耳 10g，鱼肉 150g，大豆油 50g，调料适量。

方法：将黑木耳用温水发胀，去杂质，备用。将鲜鱼去刺，切成鱼肉片。锅中放入大豆油烧热后下姜粒、葱花炒香，下鱼片炒散后，下黑木耳，加食盐少许即成。

3. 合理运动

脂肪肝患者需要增加能量消耗，促进脂肪组织分解，达到减肥目的。建议选择中等有氧运动方式，如快走、慢跑、游泳、登楼梯、爬山、跳舞、跳绳、做操及骑车等。运动强度以心率达（170– 年龄）次/分左右为宜，每周 3～5 次，每次 30～40 分钟。

慢性疲劳综合征

慢性疲劳综合征指在排除其他疾病的情况下疲劳持续 6 个月或者以上，并且至少具备以下症状中的四项：短期记忆力减退或者注意力不能集中、咽痛、淋巴结痛、肌肉酸痛、不伴有红肿的关节疼痛、新发头痛、睡眠后精力不能恢复、体力或脑力劳动后连续 24 小时身体不适。这种疲劳经休息或加强营养后不能缓解，尚未发现特异的实验室诊断指标。

【腹部按摩调理方法】

（一）自我按摩

1. 腹部操作

（1）直推三经五线。

（2）摩腹。

（3）腹部常规点穴。

（4）随证加点下列穴位。

  ❋ 摸到腹主动脉搏动异常强烈，下肢厥冷——加肓俞、阴交。

  ❋ 气短胸闷——加巨阙、膻中、气海。

  ❋ 胸胁胀痛——加日月、章门。

  ❋ 腹部胀满兼见头晕口干——加承满、梁门。

2. 下肢辅助手法

点按下肢穴位血海、阴陵泉、三阴交、地机、太冲、足三里，以酸胀为度。

（二）术者操作

1. 准备

用治疗前准备手法施术 10 分钟左右。

2. 腹部操作

（1）开水分。

（2）点按中脘、上脘、巨阙、阴交、气海、关元、梁门、天枢、外陵等穴，同时可根据准备手法过程中感知到的手下异常，酌情点按阿是穴。

（3）开带脉。

（4）如受术者压力较大，心情抑郁，可加疏肝调胃法、开胸顺气法，加按云门穴，助血气运行，散胸中浮热。

（5）如受术者上腹膨隆饱胀，可加健脾和胃法，配合呼吸，逐渐加力，强化后天之本。

（6）如受术者气短、无力，可加大补气法，并多在中脘、气海、关元操作，加按下肢的足三里、阳陵泉等阳经穴位，以益气升阳、补虚强壮。

（7）如受术者瘦小，腹动脉悸动明显，可加点肓俞穴。

（8）如受术者手脚易凉怕冷，要加运冲门法，加速血液运行，交通气机。

（9）如受术者肾气不足，可加温肾法。操作前摩擦两掌至有热感效果更好，下肢穴位重点操作涌泉、太溪、三阴交、足三里，可加按水泉。

（10）运上下腹，按揉神阙，至局部有热感为宜，作为腹部善后手法。

3. 背部调理

常法行背部调理。

4. 收气善后

（1）行下肢推按放松手法，最后施以揉擦足部涌泉穴 30 次。

（2）擦腰骶部若干次，大便干由上至下擦，大便稀由下至上擦。

（3）拿肩井若干次，行上肢肌肉放松手法，揉擦劳宫穴数次。

【其他调理方法】

1. 戒烟戒酒，适当户外活动，保持情绪稳定，少动怒、激动，可试听轻音乐。

2. 可泡温泉浴 30 分钟或按摩 15 分钟，以消除躯体肌肉酸痛。

3. 饮食定时定量，全面均衡，多吃碱性食物和富含维生素 C、维生素 B 的食物，如苹果、海带、新鲜蔬菜等，以中和体内酸性环境，达到消除疲劳的效果。

4. 养成良好的睡眠习惯，保证充足的睡眠时间。

5. 食疗。

✳ 大枣粟米茯神粥（补中益气，养血安神）

原料：大枣 5 枚，粟米 50g，茯神 10g。

方法：水煎煮茯神，滤取汁液，以茯神药液与大枣、粟米同煮为粥，每日 2 次。

✳ 龙眼冰糖饮（消除疲劳，强健身体）

原料：龙眼肉 30g，冰糖 100g，白酒 500ml。

方法：将龙眼肉浸泡在白酒中 1～3 个月，加入冰糖，每饮 20ml，每日 2 次。

免疫力下降

人们通常把人体识别外来侵袭和排除异物的抵抗力称为免疫力。免疫力下降即当人体受到外来侵害如细菌、病毒入侵时，抵抗能力下降的状态。常表现为：

❀ 常感到神疲乏力，容易疲劳，不能胜任工作，但各项检查结果均无异常。休息后稍缓解，但不能持久。

❀ 感冒不断，气候变化之时易感外邪，且病程较长。

❀ 伤口容易感染，愈合时间较正常时间延长，或身体不同部位易长细小疖肿。

❀ 肠胃虚弱，易出现餐后胃肠功能紊乱。

❀ 易受传染病的攻击。

【腹部按摩调理方法】

（一）自我按摩

1. 腹部操作

（1）直推三经五线。

（2）摩腹。

（3）腹部常规点穴。

（4）随证加点下列穴位。

❀ 下肢厥冷——加肓俞、阴交。

❀ 气短——加气海、关元、巨阙。

❀ 小便不利——加曲骨、水道。

❀ 大便不利——加大横。

2. 下肢辅助手法

点按下肢穴位血海、地机、三阴交、太冲、足三里，以酸胀为度。

81

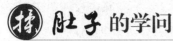

（二）术者操作

1. **准备**

用治疗前准备手法施术 10 分钟左右。

2. **腹部操作**

（1）开水分。

（2）点按中脘、上脘、巨阙、阴交、气海、关元、梁门、天枢、外陵等穴，同时可根据准备手法过程中感知到的手下异常，酌情点按阿是穴。

（3）开带脉。

（4）如受术者压力较大，心情抑郁，可加疏肝调胃法、开胸顺气法，加按云门穴，助血气运行，散胸中浮热。

（5）如受术者上腹膨隆饱胀，可加健脾和胃法，配合呼吸，逐渐加力，强化后天之本。

（6）如受术者气短、无力，可加大补气法，并多在中脘、气海、关元操作，加按下肢的足三里、阳陵泉等阳经穴位，以益气升阳、补虚强壮。

（7）如受术者瘦小，腹动脉悸动明显，可加点肓俞穴。

（8）如受术者手脚易凉怕冷，要加运冲门法，加速血液运行，交通气机。

（9）如受术者肾气不足，可加温肾法。操作前摩擦两掌至有热感效果更好，下肢穴位重点操作涌泉、太溪、三阴交、足三里，可加按水泉。

（10）运上下腹，按揉神阙，至局部有热感为宜，作为腹部善后手法。

3. **背部调理**

常法背部调理的最后，在腰阳关、命门、肾俞、脾俞、胃俞、意舍、胃仓做按揉法或捏提法，以微微发红为度。

4. **收气善后**

（1）行下肢推按放松手法，最后施以揉擦足部涌泉穴 30 次。

（2）擦腰骶部若干次，大便干由上至下擦，大便稀由下至上擦。

（3）拿肩井若干次，行上肢肌肉放松手法，揉擦劳宫穴数次。

【其他调理方法】

1. 生活方式调理

乐观的心态，充分的休息和睡眠，恰当的运动，正确的营养，都有助于人体获得健康的免疫力。

2. 日常饮食调理

（1）多喝酸奶。如果出现酗酒、精神紧张或饮食不平衡等情况，会使人的抗病能力削弱。要纠正这种失衡，必须依靠益生菌，酸奶中就含有这类细菌。

（2）多吃海鲜。海鲜中含有丰富的铁、锌、镁、硒、铜等，经常食用能促进免疫功能。

（3）经常喝茶。科学家发现，茶叶中含有一种名叫茶氨酸的化学物质，能够调动人体的免疫细胞去抵御细菌、真菌和病毒，从而使人体抵御感染的能力提高 5 倍以上。

（4）不妨饮点红酒。大部分酒精饮料会对人体的免疫系统起到抑制作用，但红酒恰恰相反，它含有的一些抗氧化物质对增强免疫功能很有好处，而且还有利于保护心脏。

（5）吃些动物肝脏。动物肝脏含有叶酸、硒、锌、镁、铁、铜，以及维生素 B_6、维生素 B_{12} 等，这些物质有助于促进免疫功能。

3. 食疗

❀ 枸杞羊脑（补脑，调养躯体）

原料：羊脑 1 具，枸杞子 30g。

方法：将羊脑洗净与枸杞子盛在碗中，加适量葱末、姜末、料酒、盐，上锅蒸制。

❀ 鳗鱼山药粥（气血双补，强筋壮骨，消除疲劳）

原料：鳗鱼 1 条，山药、粳米各 50g，各种调料适量。

方法：将鳗鱼剖开，去内脏，切片，放入碗中，加入料酒、葱、姜、食盐调匀，与山药、粳米共同煮粥服用，每天 1 次。

失 眠

失眠是指经常（持续2周以上）不能获得正常睡眠，如入睡或续睡困难、多梦、易惊醒或睡眠不实、早醒等，晨起后有明显不适感或不解乏，但排除各种疾病（如抑郁症、精神分裂症、心功能不全等）导致的睡眠减少。

【引发原因】

1. 不良生活习惯，如睡眠时间不固定，生活规律经常变更，白天工作过于静态等。

2. 遭遇重大事件，产生心理、精神压力。

3. 睡眠环境不良或突然改变。

4. 身体状况不良，如鼾症、肌肉痉挛、皮肤瘙痒、关节疼痛等。

5. 睡前食用了刺激性物质，如浓茶、咖啡、烟酒等。

【腹部按摩调理方法】

（一）自我按摩

1. 腹部操作

（1）直推三经五线。

（2）摩腹。

（3）腹部常规点穴。

（4）随证加点下列穴位。

　　❀ 身体瘦弱，腹主动脉搏动剧烈，属阴虚火旺者——加肓俞、阴交、气海。

　　❀ 脾气暴躁，属肝火扰心者——加日月、章门。

　　❀ 脾胃虚弱者——加巨阙、承满、关元。

2. 下肢辅助手法

点按下肢穴位血海、阴陵泉、三阴交、地机、太冲、太溪、涌泉、足三里、丰隆、足临泣，以酸胀为度。

（二）术者操作

1. 准备

用治疗前准备手法施术 10 分钟左右。

2. 腹部操作

（1）开水分。

（2）重点点按天枢、阴交、气海、大横、外陵、肓俞等穴及腹部反应点。

（3）行开胸顺气法、疏肝调胃法、健脾和胃法。下肢可酌加足三里、太溪、太冲、照海、公孙、血海、阴陵泉等穴。

（4）对于阴虚火旺及肝郁化火、痰热扰心引起的失眠，可用温肾法、运冲门法，加点肓俞穴。

（5）运上下腹，行腹部善后手法。

3. 头面部操作

手法轻柔和缓，包括抹法、点法、揉法等。重点穴位为印堂、神庭、太阳、四白以及头部诸穴。印堂穴对于失眠至关重要。中年人因为事情太多，焦虑太甚，印堂附近的肌肉群经常处于紧张状态，眉头紧锁。我们睡觉前可以有意识地放松自己的印堂穴，体会印堂附近肌肉放松的感觉，对睡眠有帮助。

4. 干梳头

从头前至头后做梳头动作。

5. 背部调理

常法行背部调理。

6. 手法善后

（1）行下肢推按放松手法，最后揉擦涌泉穴数次。

（2）拿肩井若干次，拿风池穴若干次，行上肢按揉放松，重点点揉

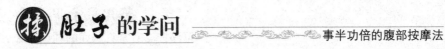

内关穴，点掐或捻揉十指井穴。

（3）擦腰骶部若干次，大便干由上至下擦，大便稀由下至上擦。

【其他调理方法】

食疗

❀ 山药酸枣仁粥

原料：山药、酸枣仁、糯米各适量。

方法：酸枣仁捣碎先煮，加入山药和糯米煮粥。还可以加龙眼肉、大枣、核桃仁等。

❀ 玫瑰花粥

原料：玫瑰花、橘皮、大米各适量。

方法：加适量清水熬成粥即可。

❀ 枸杞地黄枣仁粥

原料：酸枣仁30g（捣碎），地黄30g，枸杞30g。

方法：以适量水煎煮30分钟，去掉药渣，用药汁煮粳米，粥熟即成。

头 晕

头晕是指头脑昏沉，视物昏花旋转，严重者张目即觉天旋地转，不能站立。多描述为"整天昏昏沉沉，脑子不清，注意力不集中"，可伴有头痛、失眠、健忘、低热、肌肉关节疼痛和多种神经精神症状。

【引发原因】

1. 不良的生活方式，如长期睡懒觉，躺着看电视，长期熬夜等。

2. 饮食不节，损伤脾胃，脾胃虚弱，气血生化无源，清窍失养而作眩晕；或嗜酒肥甘，饥饱劳倦，伤于脾胃，健运失司，以致水谷不化精微，聚湿生痰，痰湿中阻，浊阴不降，引起眩晕。

3. 由于长期姿势不良，造成颈椎增生、变形、退化，颈部肌肉紧张，动脉供血受阻，致使脑供血不足，引起头晕。

4. 如伴有乏力、面色苍白，应考虑贫血的可能性。

【腹部按摩调理方法】

（一）自我按摩

1. 腹部操作

（1）直推三经五线。

（2）摩腹。

（3）腹部常规点穴。

（4）随证加点下列穴位。

> ❋ 脾胃虚弱，头晕胸闷者——加膻中、巨阙、气海。

> ❋ 肝火上扰——加日月、章门。

> ❋ 肾阴虚者——加肓俞、阴交。

2. 下肢辅助手法

点按下肢穴位血海、阴陵泉、地机、三阴交、太冲、足三里，以酸胀为度。

（二）术者操作

1. 准备
用治疗前准备手法施术 10 分钟左右。

2. 腹部操作
（1）开水分。

（2）重点点按巨阙、上脘、天枢、阴交、气海、大横、外陵、肓俞等穴及腹部反应点。点按巨阙、上脘穴对于痰浊湿盛清阳不升引起的头晕是必点之穴。同时行健脾和胃法，配合呼吸，逐渐加力，强化后天之本，健脾利湿化痰。

（3）对于风阳上亢、肝风上扰的受术者可行开胸顺气法（增加点按期门、章门穴，加强印堂至神庭穴的手法操作 5 分钟，宽胸理气，宁心安神）、疏肝调胃法，增加点按下肢的血海、膝关、光明、丰隆穴。

（4）对于气血不足的受术者可行大补气法。

（5）温肾法。下肢穴位重点操作涌泉、太溪、三阴交，可加按水泉。

（6）对于肝肾阴虚的受术者可使用点肓俞、温肾法、运冲门法，受术者有热流下行感，过膝为度，血气和则愈。

（7）行腹部善后手法。

3. 背部调理
重点在肝俞、脾俞、肾俞做按揉法或者一指禅推法，以微微发红为度。

4. 收气善后
（1）行下肢推按放松手法，最后揉擦涌泉穴数次，引火下行。

（2）行上肢肌肉放松手法，揉擦劳宫穴数次。

（3）行推尾闾法辅助背部调理，给邪以出路。

【其他调理方法】

1.培养良好的生活习惯，按时作息，戒烟戒酒。

2.合理膳食，营养均衡，多食豆芽、瓜类、黑木耳、芹菜、豆、奶、鱼、虾等。

3.持续进行一些简单、轻松的运动。

4.食疗。

✿ 龙眼枸杞粥（益气补虚，补血生血）

原料：龙眼肉、枸杞子、黑糯米、大米各15g。

方法：将龙眼肉、枸杞子、黑糯米、大米分别洗净同入锅，加水适量，大火煮沸后小火煨煮，至米烂汤稠即可。

✿ 菊花天麻粥（平肝潜阳）

原料：杭菊花15g，天麻10g，大米50g。

方法：大米加水放入天麻同煮，大火煮沸后，改小火煮至大米半熟，加入菊花，煮至米烂成粥，油盐调味。

胸 闷

现代社会，由于生活压力较大，亚健康人群越来越多，其中多见的症状之一就是胸闷胸憋。胸闷是一种主观感觉，即呼吸费力或气不够用。重者觉得似乎被石头压住胸膛，甚至发生呼吸困难。它可能是身体器官的功能性表现，也可能是疾病的早期症状之一。

【引发原因】

1. 遭遇重大事件，产生心理、精神压力，心惊神摇，不能自主。

2. 不良生活习惯，喜食刺激性食物，如浓茶、烟酒等。

3. 先天体质亏虚，心之气血不足，心失所养。

4. 对声、光敏感，且居住环境不良，噪音大，太过吵闹等。

【腹部按摩调理方法】

（一）自我按摩

1. 腹部操作

（1）直推三经五线。

（2）摩腹。

（3）腹部常规点穴。

（4）可加点膻中、鸠尾、巨阙、气海穴。

2. 上下肢辅助手法

（1）点按下肢穴位血海、阴陵泉、地机、三阴交、太冲、足三里，以酸胀为度。

（2）调内关穴。内关穴在腕横纹上2寸，掌长肌腱与桡侧腕屈肌腱之间。用大拇指指腹由轻到重按内关穴，然后轻轻往下推，反复50下。点按内关穴，要去寻找颗粒状物质，用力加以点按，会感觉非常酸胀刺痛，有助于缓解胸闷。

（3）点拨神门穴 5 分钟。神门穴在腕横纹尺侧端，尺侧腕屈肌腱的桡侧凹陷处。用大拇指指尖在神门穴处点拨，可有酸沉感。

（二）术者操作

1.准备
用治疗前准备手法施术 10 分钟左右。

2.腹部操作
（1）开水分。

（2）开胸顺气法，增加点按膻中、天突穴。

（3）点鸠尾。点压方向斜向上，使受术者产生较强的酸胀感为度。

（4）疏肝调胃法。平素烦躁易怒，肝气不舒者，可多操作本法。

（5）健脾和胃法。脾胃损伤，运化失健而聚湿生痰，进而阻遏心阳，导致胸闷，可多操作本法。

（6）大补气法。对于气血亏虚或寒凝气滞导致的胸闷施以本法，可增加点按膻中、中脘、石门穴。

（7）温肾法。年老体虚，肾阴阳俱损，适宜本法。

（8）运冲门法。以受术者感到有热流下行过膝为度。

（9）运上下腹，行腹部善后手法。

3.背部调理
重点在心俞、肺俞、膈俞、肝俞、脾俞、肾俞做按揉法或者一指禅推法，以微微发红为度。

4.收气善后
（1）行下肢推按放松手法，最后揉擦涌泉穴数次。

（2）行上肢肌肉放松手法，可重点点按内关穴，揉擦劳宫穴数次。

（3）点掐或捻揉十指井穴。

【其他调理方法】
1.首先是心理调摄。要平心静气，尽量减少思绪干扰，口念放下，深呼吸，以腹式呼吸为主，吸气鼓腹，呼气收腹，意守丹田。

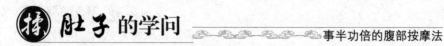

2.起居有时，劳逸适度，适量运动健身，如散步、瑜伽、太极拳等。

3.饮食有度，以易消化、多维生素、蛋白质丰富为原则，尤其少食盐和脂肪类。平日容易疲乏倦怠，面无血色，气短声微的，是气血不足的表现，可适当食用红枣、百合、山药、甲鱼、猪瘦肉等以健脾补血滋阴。

肥 胖

　　肥胖是困扰很多人的大麻烦，不仅影响美观，还关乎健康。引起肥胖的原因，大家总以为是吃得多，其实不然，遗传因素、内分泌功能和生活饮食习惯等也是重要原因。这里要谈及的单纯性肥胖指非明显内分泌－代谢原因所导致的肥胖，其脂肪分布均匀，不会呈向心性或者局部高密度分布。适合我国成人的诊断标准是 BMI 指数大于或等于 24 为超重，大于或等于 28 为肥胖。BMI= 体重（kg）/ 身高的平方（m²）。

【引发原因】

　　中医把引起肥胖的原因归为 4 种。

　　1. 先天禀赋

　　也就是西医学所说的遗传因素。父母体型偏胖者，子女肥胖的可能性更大。虽然如此，但只要注意合理饮食与运动，这种肥胖仍然可以预防、控制。

　　2. 过食肥甘厚味

　　过食油脂太多的食物，比如肥肉、猪油、肥鸭等，脾的负担过重，不能正常发挥运化功能，摄入的食物消化不了，形成膏脂痰浊，在皮下蓄积，便成了肥胖。

　　3. 长期抑郁

　　中医认为肝主疏泄，负责疏通体内的运输线。长期抑郁的结果是肝气郁结，疏通功能降低，最终导致痰湿聚集，形成肥胖。

　　4. 过于安逸

　　久卧久坐，缺乏运动，气血运行减慢，久而久之，导致脏腑功能低下，摄入的食物不能正常代谢，蓄积在体内，形成肥胖。

编者按语

　　肥胖的实质并不是吃的东西太多，或者消化功能旺盛，将吃的食物

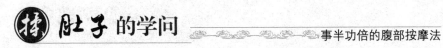

全都转化成能量储备起来，而是以肝脾为代表的脏腑功能下降。食物本该被分解为精华和糟粕，精华被人体吸收，糟粕被排出体外，但是如果脏腑功能下降，部分食物不能完全分解，形成的半成品便是膏脂痰浊，既不能被吸收，又不能被排出，堆积在皮下便引起肥胖，堆积在肝脏便是脂肪肝，堆积在血管便是高血脂。所以肥胖只是表象，其深层的含义是很多疾病的危险信号。正因为如此，减肥势在必行！

【腹部按摩调理方法】

（一）自我按摩

1. 腹部操作
（1）直推三经五线。

（2）摩腹。

（3）腹部常规点穴。

（4）随证加点下列穴位。

        ❁ 腹部满闷——加巨阙、承满。

        ❁ 腰部两侧肥胖——加带脉穴。

2. 下肢辅助手法
点按下肢穴位血海、阴陵泉、地机、三阴交、公孙、太冲、足三里、丰隆，以酸胀为度。

（二）术者操作

1. 准备
用治疗前准备手法施术 10 分钟左右。

2. 腹部操作
（1）开水分法。

（2）开带脉法。

（3）重点点按巨阙、上脘、中脘、建里、天枢、阴交、气海、大横、外陵、肓俞等穴及腹部反应点。

（4）健脾和胃法。

（5）通调胃脘法。以左旋逆时针揉法为主。

（6）温肾法。肾阳不足，气不化水而发为肿，平素乏力懒言，动则喘甚者，多是脾肾阳虚导致的肥胖。以受术者右侧卧位为例，点按右侧下肢的三阴交、阴陵泉等穴，左下肢的丰隆、足三里、上巨虚等穴。

（7）大补气法。适宜气虚型肥胖。

（8）运上下腹，行腹部善后手法。

①运上腹法：自上而下循任脉、肾经、胃经、脾经按揉，至脐而还，反复操作4～6分钟，力度均匀适中，兼调中焦脾胃。

②运下腹法：反复操作2～3分钟，增加胃经和脾经2条线上穴位的操作，重点点按水分、天枢等穴。

③按揉神阙：分别从上（中脘）、下（关元）、左右（天枢）向神阙穴按揉，同时加强操作神阙穴。

3. 背部调理

重点在脾俞、胃俞、肝俞、肾俞、胃脘下俞（又称胰俞）做按揉法或者一指禅推法，以微微发红为度。

4. 收气善后

（1）行下肢推按放松手法，最后揉擦涌泉穴数次。

（2）行上肢肌肉放松手法，揉擦劳宫穴数次。

（3）拿肩井若干次，擦腰骶部或推尾闾法若干次，大便干由上至下擦，大便稀由下至上擦。

【其他调理方法】

1. 建立合理的饮食结构

减肥期间控制饮食是必要的，但是控制饮食不等于节食。三餐一定要定量，晚餐少量，不要吃夜宵。减少盐分的摄入，成人应少于每天6g。控制摄入高糖、高脂肪、高胆固醇（蛋黄、蟹黄、动物脑髓、动物内脏等）、高淀粉（红薯、马铃薯、粉皮、凉粉等）食物，以及各种酒类。

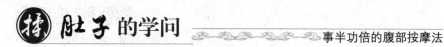

2. 食疗

❀ 山药白萝卜粥

原料：山药 20g，白萝卜 50g，大米 100g。

方法：先将山药浸泡一夜后切成薄片，白萝卜去皮后切片，与大米同放锅内，加水煮沸后再用文火煮半小时左右即可。

❀ 薏苡仁煮冬瓜

原料：薏苡仁 20g，冬瓜 300g，葱姜适量，盐 4g。

方法：将原料均放入锅内，加水煮沸后文火炖半小时左右，加盐后即可食用。

3. 合理运动

白天工作时可以屏气收紧腹部一段时间，临睡前可做些辅助小动作，如仰卧起坐、双抬腿等，给自己规定次数，天天坚持。

> **编者按语**

中医减肥不是只着眼于肥胖本身，而是透过肥胖看脏腑功能，通过调节脏腑功能治疗肥胖。这样，肥胖附带着的高血脂、高血糖、高尿酸等一系列问题都会得到相应的治疗。

减肥期间为什么要控制饮食呢？因为肥胖本来就是脏腑功能下降了，吃进去的食物消化不了，如果不注意饮食，甚至暴饮暴食，不加以节制，就像一个人抱东西，已经累得气喘吁吁了，还要给他加重量，试问这个人还能坚持多久？所以在调理期间，控制饮食是必然的。通过合理膳食，减少机体负荷，再借助针灸、推拿、刮痧等中医手段调节脏腑功能，使之尽快回到平衡状态中。

科学地控制饮食是合理饮食，健康饮食，用脑饮食，而不是用胃饮食。现在我们还停留在用胃饮食的阶段，想吃麻辣烫，想吃火锅，想吃炸鸡，想喝啤酒……基本上都是根据自己的喜好，说白了就是根据自己的生理欲望去吃，而不去考虑这种食物对自身而言是否合适。用脑饮食是健康管理的一部分，要结合本身情况选择适合的食物。比如，减肥调理期间，要少吃油炸食品、动物内脏、面食、油脂过多的炒菜。早上燕麦粥加咸菜，中午以油脂较少的拌菜为主，可以吃少量的牛肉等优质蛋白质，或加些水果补充维生素，晚餐以粥类为主，少吃米饭或馒头，可饮少量酸奶，做到不觉饥饿即可。

而节食是戒掉大部分食物，仅仅吃很少的维持生命的东西。这种方法饮食摄入不足，直接引起的结果是气血生化无源。气血是脏腑器官运行的动力，动力不足，脏腑功能只能更加下降，在本质上属于雪上加霜。所以，节食即使一时有效，也是饮鸩止渴之举。

便　秘

　　便秘是大便秘结不通，排便时间延长，或欲大便而艰涩不畅的一种病症。究其病机关键，是大肠传导功能失常。自我检查时，一般在小腹左侧可扪及条索状物。

【引发原因】

　　1. 由于不良的饮食习惯，使食物的机械性或化学性刺激不足，或因摄入的食物过少、过细，尤其是缺少遗留大量沉渣的食物，使肠道刺激减少，反射性蠕动减弱而造成便秘。

　　2. 生活习惯改变、排便姿势不当、经常服用强泻剂及灌肠等，均可造成直肠反射敏感性下降，以致虽有粪便进入，而不足以引起有效的神经冲动，使排便反射不能产生而引起便秘。

　　3. 精神抑郁或过于激动，使条件反射发生障碍而引起便秘。

　　4. 不良的生活习惯、睡眠不足、持续高度的精神紧张状态等，也可造成结肠的蠕动失常和痉挛性收缩而引起便秘。

　　5. 中医认为，便秘主要由燥热内结、气机郁滞、津液不足和脾肾虚寒所引起。如过食辛辣厚味、过服温补之品等可致阳盛灼阴，这种便秘又称为热秘；气机郁滞、久坐、久卧会导致气秘；津液不足、产后、年老体衰、气血两虚、饮水量少、过于发汗、泻下伤阴等会导致虚秘；脾肾虚寒、年高久病、阳气不运则阴邪凝结或素有脾阳不足而致冷秘。

【腹部按摩调理方法】

一、腹部自我按摩

1. 腹部操作

（1）直推三经五线。

（2）摩腹。

（3）腹部常规点穴。

（4）随证加点下列穴位。

　　❀ 气机郁滞型便秘——加日月、章门、大横。

　　❀ 脾肾双虚性便秘——加气海、关元、大横。

2.下肢辅助手法

点按下肢穴位血海、阴陵泉、地机、三阴交、太冲、足三里、上巨虚、下巨虚，以酸胀为度。

（二）术者操作

1.准备

用治疗前准备手法施术10分钟左右。

2.腹部操作

（1）开水分法。

（2）重点点按外陵、大横、章门、京门、建里、天枢、阴交、气海、神阙、关元等穴及腹部反应点。按揉神阙时宜顺肠道方向按揉，补中有泻。

（3）开胸顺气法。肺与大肠相表里，操作本法有"提壶揭盖"的功效。操作时改点按为点揉，可加中府、云门等穴，助血气运行。

（4）通调胃脘法。以左旋逆时针揉法为主，从上到下操作顺序不变。

（5）温肾法。本法针对病机，补益阴津，下肢穴位重点操作涌泉、太溪、三阴交，可加按水泉。

（6）大补气法。适宜老年人气虚便秘。

（7）运上下腹，行腹部善后手法。

3.背部调理

常法行背部调理。

4.收气善后

（1）行下肢推按放松手法，最后揉擦涌泉穴数次。

（2）行上肢肌肉放松手法，揉擦劳宫穴数次。

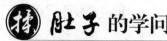

（3）拿肩井若干次，升提阳气，取"提壶揭盖"之义，阳生则阴降，助腑气下行。

（4）由上至下擦腰骶部若干次。

【其他调理方法】

1. 规律排便，最好每日 1 次。

2. 适当体育锻炼。

3. 平时多饮水，睡前喝杯蜂蜜水可清肠，晨起口服淡盐水利于排便，无胃肠道疾病的人可用米醋 2 勺加蜂蜜 2 勺，餐后温水调服。少饮酒和咖啡，多吃含膳食纤维较多的水果，如猕猴桃、香蕉、大枣、西瓜、苹果等。

4. 食疗。

❋ 牛奶蜂蜜饮（身体瘦弱、阴虚的人，可选择此方）

原料：牛奶 250ml，蜂蜜 30g，芝麻 15g。

方法：先将芝麻炒香，研末。混匀牛奶、蜂蜜，煮沸后放入芝麻，晨起空腹饮用。

❋ 番泻叶茶（偶尔便秘欲求速效通便时使用）

原料：番泻叶适量。

方法：泡茶饮。

胃　痛

　　胃痛分两种：一种疼痛剧烈，坐卧不安，多由于寒凉、生气等原因触发；第二种是胃部经常隐隐作痛，虽然疼痛不甚，但是如同连绵氤氲的秋雨一样总让人不舒服，这是慢性胃炎常有的状态。胃痛也可能继发于胃及十二指肠溃疡、胃下垂、胰腺炎、胆囊炎及胆石症等病，此时应及时就医，以免延误病情。

　　此处所述以慢性胃痛或者慢性胃痛急性发作为主。

【引发原因】

　　1. 饮食不洁或不规律，暴饮暴食或食无定时，饭后马上工作或做运动，饮酒过多等，均会导致脾不健运，胃失和降，严重影响脾胃的功能。

　　2. 情志因素，如忧思恼怒，肝气失调，进而横逆犯胃，影响食欲，甚至引发胃脘痛、食后欲呕等。

【腹部按摩调理方法】

（一）自我按摩

1. 腹部操作
（1）直推三经五线。

（2）摩腹。

（3）腹部常规点穴。

（4）随证加点下列穴位。

　　　　❀ 肝郁气结所致胃痛——加日月、章门。

　　　　❀ 脾肾虚寒所致胃痛——加肓俞、冲门。

　　　　❀ 寒痰凝滞所致胃痛——加巨阙、上脘。

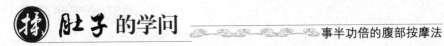

2. 下肢辅助手法

点按下肢穴位血海、阴陵泉、地机、公孙、太白、三阴交、太冲、足三里、足临泣，以酸胀为度。

（二）术者操作

1. 准备

用治疗前准备手法施术 10 分钟左右。

2. 腹部操作

（1）开水分法。

（2）重点点按鸠尾、巨阙穴，以除胃中宿积；点按双侧梁门穴，以行胃气，消积滞；点按大横、章门、京门、建里、天枢、阴交、气海、神阙、关元等穴及腹部反应点。

（3）通调胃脘法。以右旋顺时针揉法为主，从上到下操作顺序不变。

（4）肝气郁结，横逆犯脾而导致胃痛，施以疏肝调胃法。

（5）温肾法。以右侧卧位为例，增加点按右侧下肢的复溜、地机、漏谷，左侧下肢的上巨虚、下巨虚穴，温补脾肾，散寒止痛。

（6）大补气法。

（7）针对痛处固定，如针刺般难忍的瘀血胃痛，施以运冲门法，与开水分法相参，活血祛瘀，和胃止痛。

（8）运上下腹，行腹部善后手法。

①运上腹法：自上而下循任脉、肾经、胃经、脾经按揉，至脐而还，反复操作 4～6 分钟，力度均匀适中，可调理中焦脾胃。

②运下腹法：反复操作 2～3 分钟，以助脾胃运化。

③按揉神阙：若胃痛伴有泄泻、完谷不化，多为脾肾阳虚，将手搓热后操作本法效果更好。

3. 背部调理

重点点按背部反应点，尤其至阳、胃俞、膈俞部位。

4. 收气善后

（1）行下肢推按放松手法，最后揉擦涌泉穴数次，散寒止痛。

（2）擦腰骶部若干次，以透热为度。

（3）行上肢肌肉放松手法，重点点按内关、合谷穴，揉擦劳宫穴数次，给邪以出路。

【其他调理方法】

1. 食疗

❋ 山药薏米粥（适合于胃部隐痛，脾胃不和型）

原料：佛手 15g，茉莉花 10g，干山药片 30g 或生山药 200g，薏米 100g，糯米 50g，砂糖适量。

方法：提前将薏米浸泡好，然后与山药、糯米同时放入锅内，加水煮至黏稠绵密，加糖调味。

❋ 佛手茉莉花茶（适合于肝气郁滞导致肝胃不和型）

原料：佛手 15g，茉莉花 10g。

方法：每次取适量冲泡饮用。

2. 艾灸

针对第二种胃痛类型，艾灸中脘、足三里、关元。可以用艾条熏灸，或者艾绒下隔一片生姜灸，每周至少 3 次。

3. 药物兜肚

针对第二种胃痛类型，自制药物兜肚。将艾叶、干姜、细辛、肉桂、元胡、茴香、吴茱萸各 15g 研成细末，装进软布缝成的布袋里，贴在中脘或者肚脐上。这种胃痛治疗时间较长，重在坚持。

胃　胀

慢性胃炎患者消化功能受损，经常胃部胀满，吃饭不香，相当于中医常说的"脾胃阳虚"，也就是脾胃缺乏工作动力，处于怠工状态。

【引发原因】

1. 六淫邪气侵袭人体，壅遏胃气，困扰胃腑。

2. 情志因素，如生活压力过大，导致肝郁气滞，直接影响脾胃功能。

3. 继发于其他胃病。许多胃病患者之所以久治不愈是因为同时伴有胃自主神经功能紊乱（即胃神经官能症），睡眠、精神状态等也不好，只要治好了胃自主神经功能紊乱，其他胃病就会自然康复。

4. 饮食不节，暴饮暴食，或者油腻饮食，日久损伤胃腑。

5. 生活作息不正常，扰乱生物节律，影响胃酸、胃蛋白酶等分泌。

【腹部按摩调理方法】

（一）自我按摩

1. 腹部操作

（1）直推三经五线。

（2）摩腹。

（3）腹部常规点穴。

（4）随证加点下列穴位。

✻ 肝郁气结所致胃胀——加日月、章门。

✻ 脾肾虚寒所致胃胀——加肓俞、冲门、巨阙、上脘、承满、梁门。

2. 下肢辅助手法

点按下肢穴位血海、阴陵泉、地机、三阴交、公孙、太白、太冲、足三里、足临泣，以酸胀为度。

（二）术者操作

1. 准备

用治疗前准备手法施术 10 分钟左右。

2. 腹部操作

（1）开水分法。

（2）重点点按鸠尾、巨阙穴，以除胃中宿积；点按双侧梁门穴，以行胃气，消积滞；点按大横、章门、京门、建里、天枢、阴交、气海、神阙、关元等穴及腹部反应点。

（3）通调胃脘法。以右旋顺时针揉法为主，从上到下操作顺序不变。

（4）肝气郁结，横逆犯脾而导致的胃胀，施以疏肝调胃法。

（5）温肾法。以右侧卧位为例，增加点按右侧下肢的复溜、地机、漏谷、公孙、太白，左侧下肢的上巨虚、下巨虚穴，温补脾肾，散寒通滞。

（6）大补气法。

（7）运冲门法。

（8）运上下腹，行腹部善后手法。

3. 背部调理

常法行背部调理。

4. 收气善后

（1）行下肢推按放松手法，最后揉擦涌泉穴数次。

（2）行上肢肌肉放松手法，揉擦劳宫穴数次。

（3）拿肩井若干次，擦腰骶部若干次，大便干由上至下擦，泄泻由下向上擦。

【其他调理方法】

食疗

❀ 红火茶

原料：炒谷芽 15g，金橘 2～3 枚（炒谷芽有健脾理气的作用，金橘有理气和胃的作用）。

方法：将金橘洗净，压扁。将炒谷芽放入砂锅内，加冷水 200ml，浸泡片刻，煎煮 10 分钟后，再放入金橘煮 5 分钟，将药汁滗出。再加水煎煮 1 次，两次药汁合并，加入少量糖，当茶饮。

❀ 佛手香橼粥（适合于胃部胀满较重，气滞中焦者）

原料：佛手 10g，香橼 10g，粳米 60g。

方法：将佛手、香橼洗净，加水煎煮，取汁去渣。将粳米洗净，加入药汁中，用小火煮成粥，根据自己口味加少量糖或盐调味。每天 1 次，早晚吃最好。

口　臭

口臭是指呼吸时出现的令人不愉快的气体，不仅导致社交和心理障碍，同时还预示着口腔疾病和全身疾病的发生。中医认为，"胃火上炎"是引起口臭的主要原因。

【引发原因】

1. 口腔内因素

大部分口臭与口腔内因素有关，如牙周病、龋齿、食物嵌塞、不良修复体等。口腔内微生物对滞留于口腔局部的物质分解代谢，产生挥发性硫化复合物，散发令人不愉快的气味。

2. 口腔外因素

有报道认为5%～8%的口臭由耳鼻喉或消化道等系统性疾病造成，如鼻窦炎、扁桃体炎、咽喉炎、胃炎、胃溃疡、胃肠功能紊乱等。另外，服用某些药物也可能引起口臭。

此处所讲的口臭主要针对由于胃部炎症以及内分泌因素造成的口臭，口腔内因素造成的口臭不属于我们所谈范畴。

【腹部按摩调理方法】

（一）自我按摩

1. 腹部操作

（1）直推三经五线。

（2）摩腹。

（3）腹部常规点穴。

（4）随证加点下列穴位。

❋ 肝火扰胃引起者——加日月、章门。

❋ 脾肾虚寒、痰饮内生引起者——加肓俞、关元、气海。

2. 下肢辅助手法

点按下肢穴位血海、阴陵泉、三阴交、地机、太冲、足三里、足临泣，以酸胀为度。

（二）术者操作

1. 准备

用治疗前准备手法操作 10 分钟左右。

2. 腹部操作

（1）开水分法。

（2）重点点按鸠尾、巨阙穴，以除胃中宿积；点按双侧梁门穴，以行胃气，消积滞；点按大横、章门、京门、建里、天枢、阴交、气海、神阙、关元等穴及腹部反应点。

（3）通调胃脘法。胃火亢盛，虚火上炎，灼伤齿龈者，在揉动的过程中以自上而下的环旋揉动为主，力度和幅度要尽量大一些，而自下而上的揉动，幅度和力度要小一些，也可只自上而下操作。揉法操作时保持"自上而下通降胃气"的意念。

（4）肝气郁结，横逆犯脾而导致胃浊不降，清气不升，施以疏肝调胃法。

（5）温肾法。以右侧卧位为例，增加点按右侧下肢的复溜、地机、三阴交、太溪、涌泉、水泉、太冲、足临泣，左侧下肢的足三里、阳陵泉、上巨虚、下巨虚穴，温补脾肾，滋阴降火。

（6）大补气法。

（7）对于虚实夹杂之脾胃运化失调，本虚邪实之证，可用运冲门法。

（8）运上下腹，行腹部善后手法。

3. 背部调理

常法背部调理的最后，在脾俞、胃俞、肝俞、肾俞、胃脘下俞（又称胰俞）做按揉法或者一指禅推法，以微微发红为度。

4.收气善后

（1）行下肢推按放松手法，最后揉擦涌泉穴数次。

（2）行上肢肌肉放松手法，揉擦劳宫穴数次。

（3）行推尾闾法辅助背部调理，给邪以出路。

【其他调理方法】

如果口臭比较顽固，推荐中药制剂如清胃散或补中益气丸等，但应由中医师辨证治疗为好。

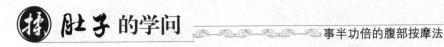

恶 心

恶心是一种可以引起呕吐冲动的胃内不适感，常为呕吐的前驱感觉，但也可单独出现。主要表现为上腹部的特殊不适感，常伴有头晕、流涎、脉搏缓慢、血压降低等迷走神经兴奋症状。中医将其归为胃气上逆。

【引发原因】

1. 消化系统出现异常。

2. 劳累过度，压力较大，或长时间饮酒。

3. 服用某些抗生素、消化不良或者误食有毒食物都会出现暂时性恶心干呕症状。

4. 肝胆疾病也是造成恶心干呕的主凶。肝胆疾病还会出现乏力、没有精神、肝区疼痛等症状。

【腹部按摩调理方法】

（一）自我按摩

1. 腹部操作

（1）直推三经五线。

（2）摩腹。

（3）腹部常规点穴。

（4）随证加点下列穴位。

  ✿ 肝火扰胃引起者——加日月、章门。

  ✿ 脾肾虚寒，痰饮内生而致者——加肓俞、关元、气海。

2. 上下肢辅助手法

（1）点按下肢穴位血海、阴陵泉、地机、三阴交、太冲、足三里，以酸胀为度。

（2）点按内关穴。内关功擅理气降逆，为治疗呃逆、恶心、呕吐的要穴。拇指点按内关穴，强刺激至手指有麻感，松开，再按下，如是数次。

（二）术者操作

1. 准备

用治疗前准备手法操作 10 分钟左右。

2. 腹部操作

（1）开水分法。

（2）重点点按鸠尾、巨阙穴，以除胃中宿积；点按双侧梁门穴，以行胃气，消积滞；点按大横、章门、京门、建里、天枢、阴交、气海、神阙、关元等穴及腹部反应点。

（3）通调胃脘法。胃失和降导致胃气上逆者，在揉动的过程中以自上而下的环旋揉动为主，力度和幅度要尽量大一些，而自下而上的揉动，幅度和力度要小一些，也可只自上而下操作。揉法操作时保持"自上而下通降胃气"的意念。

（4）肝气郁结，横逆犯脾而导致胃浊不降，清气不升者，施以疏肝调胃法。

（5）温肾法。以右侧卧位为例，增加点按右侧下肢的复溜、地机、三阴交、太溪、太冲、公孙、足临泣，左侧下肢的足三里、阳陵泉、上巨虚、下巨虚、丰隆。

（6）大补气法。

（7）对于虚实夹杂之脾胃运化失调，本虚邪实之证，可用运冲门法。

（8）运上下腹，行腹部善后手法。

①运上腹法：自上而下循任脉、肾经、胃经、脾经按揉，至脐而还，反复操作 4~6 分钟，力度均匀适中，可调理中焦脾胃。

②运下腹法：反复操作 2~3 分钟，以助脾胃运化。

③按揉神阙：分别从上（中脘穴）、下（关元穴）、左（天枢穴）、

右（天枢穴）向神阙穴按揉，同时加强操作神阙穴，以引火归原。

3. 背部调理

常法背部调理的最后，在脾俞、胃俞、肝俞、肾俞、胃脘下俞（又称胰俞）做按揉法或者一指禅推法，以微微发红为度。

4. 收气善后

（1）行下肢推按放松手法，最后揉擦涌泉穴数次。

（2）行上肢肌肉放松手法，揉擦劳宫穴数次。

（3）行推尾间法辅助背部调理，给邪以出路。

【其他调理方法】

平时注意饮食调理，切忌暴饮暴食。平时可以多吃一些理气的药食，在此推荐生姜水，不仅降逆，还可温胃。

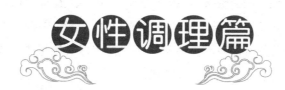

女性调理篇

—— 腹部按摩是女性调理身体的好方法

乳腺增生

正常情况下，每一位进入青春期的女性，其乳房的腺泡、腺管和纤维组织，在每一个月经周期中都要经历增生和复原的组织改变过程，正是由于这种改变，女性朋友在每次月经前都有可能出现一侧或两侧乳房或轻或重的胀痛，月经过后胀痛又自然消失，以上属于正常的生理现象。但是，长期工作紧张、情绪抑郁或过激、高龄未婚、产后不哺乳等，则可能造成乳腺组织复原障碍，久之便形成乳腺增生。据调查，约有75%的女性都有不同程度的乳腺增生。

【引发原因】

1. 西医认为其主要原因是内分泌失调，当卵巢分泌的雌激素水平过高，孕激素减少，就会导致乳腺导管上皮细胞和纤维组织增生。

大量统计表明，以下6种人群易患乳腺增生病：①初产年龄超过30岁；②从未生育；③高龄未婚；④产后不哺乳；⑤流产次数多；⑥性功能低下或性生活不和谐等。另外，城市女性发病高于农村女性，知识女性高于一般女性。

2. 从中医角度看，乳腺增生与肝的功能失常密切相关。肝主情志，女性多因忧郁思虑，以致肝失条达，心脾郁结，痰浊阻塞乳络而成结肿。若久病或房事不节，损及肝肾，以致阴虚血少，经脉失养而成瘤疾，则一般非按摩所能及。

【腹部按摩调理方法】

（一）自我按摩

1. 腹部操作

（1）直推三经五线。

（2）摩腹。

（3）腹部常规点穴。

2．胸部操作

（1）以手抚按对侧乳房，力度适中，沿由外到内的顺序围绕乳房按揉，同时注意乳房的上部和外围，如果手下有硬结、肿块等触感，排除非病理因素后应予以重视。

（2）按摩膻中。膻中在胸前两乳之间中点处，是治疗乳腺病必用的穴位。膻中穴下方肌肉较薄，最好不要用力按揉，以免造成不必要的疼痛。建议用摩法，以食、中两指的指腹轻摩。不要局限于膻中穴，而是以膻中穴为中心半径稍微大一些，效果会更好。

3．下肢辅助手法

点按下肢穴位血海、阴陵泉、地机、三阴交、太冲、足三里，以酸胀为度。

（二）术者操作

1．准备

用治疗前准备手法操作10分钟左右。

2．腹部操作

（1）开水分法。

（2）重点点按章门、京门、建里、天枢、阴交、气海、神阙、关元等穴及腹部反应点。

（3）开带脉法。

（4）开胸顺气法。轻推或轻擦膻中，速度宜缓，同时点按患侧乳房周围的肿痛处和中府、乳根、膺窗、辄筋、渊腋等穴半分钟左右；随后以拇指与食指、中指拿捏近乳处的胸肌组织两三分钟，达宽胸理气之效。下肢穴操作可加按肝经穴位如蠡沟、中都，胆经穴位如光明、阳陵泉，点穴力求渗透。

（5）肝气郁结，横逆犯脾而导致心脾郁结，痰浊阻塞，清气不升，施以疏肝调胃法。

（6）调理冲任。冲为血海，任主胞胎。本手法是对女子一身的调

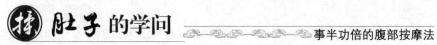

节，与开带脉法相参。

（7）肝气不舒，常横逆犯脾以致食欲不振，可采用健脾和胃法。

（8）大补气法。本法适宜平素体质虚弱者，同时是一种整体调节手法。

（9）温肾法。先重点点按肾经穴位如气穴、肓俞，再行推动。以右侧卧位为例，增加点按右侧下肢的复溜、地机、三阴交、太溪、太冲、足临泣，左侧下肢的足三里、阳陵泉、绝骨。

（10）运冲门法。本虚邪实之证可用此法。

（11）运上下腹，行腹部善后手法。

3. 背部调理

常法行背部调理。

4. 收气善后

常法行收气善后手法。

【其他调理方法】

1. 心理调摄

既然坏情绪是乳腺增生的起因，那最佳治疗方法便是调心了。心情好了，肝气才能通达。挖掘一下自己的兴趣特长，在家读书、外出运动都是令自己乐观豁达的好方法。

2. 中成药或药茶

除了恰当使用穴位，建议女性朋友常备加味逍遥丸，感到乳房胀痛时吃上一袋。平时用橘核或者玫瑰花泡水喝，也可以疏理肝气。

3. 定期自我检查

最好每次都在月经刚结束的时候进行检查，时间相同便于比较。检查方法如下：先用手按压乳房组织，接着在乳房上画圈，然后继续按压乳房组织，尤其注意检查乳房的上部和外围，大约一半的肿瘤生长在这些地方。睡觉前，躺在床上可以进行更细致的检查。检查右乳时在左肩下垫个枕头，把右手放到脑后，这样可以使乳房的脂肪向两边分散，乳腺更容易碰到。先用左手中间的三个手指环绕乳房画圈，然后自上而下按压乳房，接着从乳头向外呈放射状按压。整个过程中手指始终不要离开乳房。重复以上动作检查左乳。除了检查乳房内有没有肿块外，还要注意乳头有没有异样分泌。除了自我检查以外，过了 20 岁的妇女每隔 3 年应做一次红外线乳透检查，40 岁以后每年都要做。

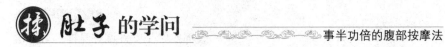

慢性妇科炎症

妇科炎症是女性生殖器官炎症的总称，具体包括外阴炎、阴道炎、宫颈炎、附件炎、盆腔炎等。虽然现在卫生条件好多了，但是这些炎症有增无减，仍旧是很多女性朋友难以启齿的困扰。尤其是急性炎症未能得到治愈，日久则可转化为慢性炎症，难以根治。

慢性妇科炎症的特点，首先病程超过 3 个月，其次伴有白带异常，腰部酸疼，小腹坠胀，阴部疼痛或瘙痒，尿急，排尿不畅等。

【引发原因】

经期卫生保健不当，不洁性生活，或者产后、宫腔内手术处置后，都会造成感染。

【腹部按摩调理方法】

（一）自我按摩

1. 腹部操作

（1）直推三经五线。

（2）摩腹。

（3）腹部常规点穴。

（4）点按水道、归来、带脉穴。

水道在下腹脐中下 3 寸，距前正中线 2 寸。归来在水道下 1 寸。在治疗过程中发现，很多朋友在水道、归来穴附近有明显压痛，有时一侧，有时双侧，酸胀感特别强，感传也很明显，可以传到髋骨或者腰骶髂后关节处或者阴部。一般而言，有炎症的地方容易感传到。

胳膊下垂，腋下有条纹，从纹的最前端向下做垂线，跟肚脐相平的地方就是带脉穴，属于胆经，调带脉治带下，对各类妇科炎症都有效。可以用手掌沿带脉的走行（即水平方向）横推带脉穴，或者用艾条点燃后对准带脉穴施灸，保持 10 ~ 15cm 的距离，随着皮肤温度调整艾条的高度，使带脉穴一直处于温热舒服的状态。

2. 下肢辅助手法

点按下肢穴位血海、阴陵泉、地机、三阴交、太冲、足三里，以酸胀为度。

（二）术者操作

本病患者一般年龄在 35 岁以上，身体免疫功能较低，脾肾阳气不足，因此操作部位应以少腹部、小腹部为主，手法以补肾健脾、活血理气为主，背部调理以腰骶部补益手法为重点。

1. 准备

用治疗前准备手法操作 10 分钟左右。

2. 腹部操作

（1）开水分法。

（2）重点点按章门、天枢、阴交、气海、神阙、关元、中极、大巨、外陵、归来、水道、曲骨等穴及腹部反应点。点按下腹部穴位如中极、归来、水道、曲骨等的时间和次数可以适当加长。

（3）开带脉法。利湿止带，疏肝解郁，行气散结。

（4）调理冲任。本手法是对女子一身的调节，与开带脉法相参。

（5）平素烦躁易怒可多操作开胸顺气法，取其疏肝解郁的功效。下肢可加按肝经穴位如蠡沟、太冲、中都，胆经穴位如光明、阳陵泉、足临泣，点穴力求渗透。

（6）肝气郁结，横逆犯脾而导致的心脾郁结，痰浊阻塞，清气不升，施以疏肝调胃法。

（7）肝气不舒，常横逆犯脾以致食欲不振，兼见身体困重、大便溏泻等症状，多为湿热困脾，运用健脾和胃法健脾祛湿。

（8）温肾法。先重点点按肾经穴位如气穴、肓俞，再行推动，重点操作小腹和少腹部穴位。

（9）运冲门法。本虚邪实之证可用此法。要求操作至有血脉温热下

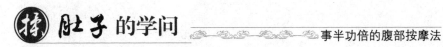

行感。增加点揉血海。

（10）运上下腹，行腹部善后手法。

①运上腹法：自上而下循任脉、肾经、胃经、脾经按揉，至脐而还，反复操作 2～3 分钟，力度均匀适中，可调理中焦脾胃。

②运下腹法：此手法可适当加长时间，多加点揉。

③按揉神阙：对于周围天枢、阴交、肓俞等穴位多加按揉。

3. 背部调理

重点做擦八髎穴及腰骶部髂后上棘的腰背肌肉附着处，加推长强穴。

4. 收气善后

常法行收气善后手法。

【其他调理方法】

1. 多吃补脾益肾的食物，比如大枣、山药、薏苡仁、冬瓜仁、扁豆、绿豆、豇豆、黑木耳、胡桃肉等，少吃辛辣和油腻生冷之品。

2. 内衣要柔软宽松，勤洗勤换，并加以曝晒。保持外阴清洁，但是不能用沐浴液、肥皂或者阴部洗液反复冲洗。选择有质量保证的卫生用品，卫生巾 4 小时一换，非经期尽量不用卫生护垫。

3. 艾灸关元，按揉三阴交。还可在腰骶部照红外线，配合服用六味地黄丸，效果更好。

4. 食疗。

❀ 参苓白果粥（适合于白带量多者，健脾益气、除湿止带）

原料：党参 30g，茯苓 20g，白果仁 15g，粳米 60g，红糖适量。

方法：先将党参、茯苓冲洗干净，放锅中加水适量，熬 30 分钟后去滓留汁，再将白果仁、粳米淘洗干净，同上述药汁一起煮沸后，小火慢熬至黏稠绵密，加入红糖煮化即可。

❀ 金樱双花鸡蛋汤（适合于带下发黄有异味且量多者，清热解毒、祛湿止带）

原料：金银花 15g，鸡冠花 15g，金樱子 15g，鸡蛋 2 个，红糖适量。

方法：先将金樱子捣碎，与二花同放锅内，加水熬 30 分钟，滤取药汁，加红糖煮化，打入鸡蛋，煮至蛋熟即可。

痛 经

月经期间发生剧烈的小腹痛，月经过后自然消失的现象，称为痛经。痛经总会给女性带来许多烦恼，严重的会直接影响工作和生活。

【引发原因】

1. 西医认为痛经多由子宫器质性改变和精神、遗传等因素导致，如子宫颈狭窄、子宫发育不良等导致血液供应异常和外流受阻。

2. 中医认为痛经多由于气滞血瘀、寒凝血瘀、湿热瘀阻或者气血不足、肾气亏损导致，即所谓"不通则痛"或"不荣则痛"。

【腹部按摩调理方法】

（一）自我按摩

1. 腹部操作
（1）直推三经五线。
（2）摩腹。
（3）腹部常规点穴。
（4）加点水道、归来、中极、关元。

2. 下肢辅助手法
点按下肢穴位血海、阴陵泉、地机、三阴交、太冲、足三里。

（二）术者操作

对于本病来说，最重要的操作部位是小腹、少腹部，手法以调理冲任、行气活血、补肾散寒为主，背部重点以腰部命门穴及骶部为主，行补益手法。同时，治疗时机相当关键，一般为月经来潮前1周治疗2次，停经后1周再治疗1次。

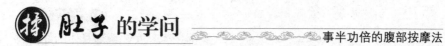

1．准备

用治疗前准备手法施术 10 分钟左右。

2．腹部操作

（1）开水分法。

（2）重点点按天枢、阴交、肓俞、带脉、气海、神阙、关元、中极、大巨、外陵、归来、水道、曲骨等穴及腹部反应点。点按下腹部穴位的时间和次数可以适当增加。

（3）调理冲任。本手法是对女子一身的调节，与开带脉法相参。

（4）平素烦躁易怒可施以开胸顺气法，取其疏肝解郁的功效。下肢可增加点按肝经穴位如蠡沟、太冲、中都，胆经穴位如光明、阳陵泉、足临泣，点穴力求渗透。

（5）温肾法。先重点点按肾经穴位如气穴、肓俞，及任脉穴位如中脘、关元、中极、石门等穴。重点操作小腹和少腹部穴位。下肢重点操作太冲、三阴交、血海、阴陵泉等。如果腹部紧张感明显，手法应当轻柔，并重点点按脐周附近。如果脾肾气血虚弱，腹部虚软无力，应在温肾法的基础上加健脾和胃法及点肓俞手法，以达温肾健脾、调和气血之效。

（6）运冲门法。本虚邪实之证可用此法。要求操作至有血脉温热下行感。增加点揉血海。

（7）运上下腹，行腹部善后手法。运下腹法可适当加长时间，多加点揉。按揉神阙时，操作前术者搓热手掌，对周围天枢、阴交、肓俞等穴位多加按揉。

3．背部调理

重点在肝俞、肾俞、关元俞、气海俞以及尾骶部做点揉手法，加推长强。

4．收气善后

常法行收气善后手法。

【其他调理方法】

1. 饮食以清淡为主，尤其避免进食生冷食品。

2. 在经前，若已有腹痛及紧张感，可服用一些维生素和微量元素。B 族维生素能够稳定情绪，有助于睡眠，同时也能减轻腹部疼痛。可以多食用含维生素 B_6 的动物肝脏、金枪鱼、沙丁鱼、大豆、蘑菇等，痛经严重者可适当补充维生素 B_6 片剂。

3. 痛经伴经期错乱并见血块者，可选择山楂红糖饮。生山楂肉 50g，红糖 40g，一起煮沸，趁热饮用。

4. 经期避免精神刺激和过度疲劳，防止受凉或过食生冷。不要轻易使用止痛药，除非达到难以忍受的程度，且最好选择非成瘾性止痛药。

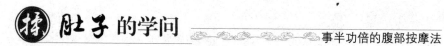

月经不调

许多女性有月经不调的问题。月经不调包括月经经期及周期不规律，经量异常，经期身体有不适感等。

【引发原因】

1. 工作忙碌，休息不足，久而久之可能出现月经不调。

2. 女人过于肥胖容易患月经不调。

3. 感受寒邪，阳气耗损，久而久之，可能引发月经不调等妇科疾病。

【腹部按摩调理方法】

（一）自我按摩

1. 腹部操作

（1）直推三经五线。

（2）摩腹。

（3）腹部常规点穴。

（4）加点水道、归来、带脉、关元、中极、肓俞。

2. 辅助手法

（1）点按下肢穴位血海、阴陵泉、地机、三阴交、太冲、足三里，以酸胀为度。

（2）晚上泡脚至头部微微汗出，然后搓涌泉 5 分钟。

（二）术者操作

对于本病来说，最重要的操作部位是小腹部，手法以调理冲任为主，背部重点以腰骶部补益手法为主。

1. 准备

用治疗前准备手法施术 10 分钟左右。

2. 腹部操作

（1）开水分法。

（2）重点点按反应点，顺序是先脐，再带脉，最后关元穴周围。穴位有天枢、阴交、肓俞、带脉、气海、神阙、关元、中极、大巨、外陵、归来、水道、曲骨等。点按下腹部穴位如中极、石门、关元、水道、气海等的时间和次数可以适当增加。

（3）调理冲任。血虚者可酌加下肢足三里、血海、三阴交等穴。气滞血瘀者可加章门、太冲、公孙。

（4）平素烦躁易怒者可多操作开胸顺气法，取其疏肝解郁的功效。下肢增加点按肝经穴位如蠡沟、太冲、中都，胆经穴位阳陵泉、足临泣，点穴力求渗透。

（5）温肾法。先重点点按肾经穴位如气穴、肓俞，及任脉穴位如关元、中极、石门等穴，再行推动。重点操作小腹和少腹部穴位。下肢穴位重点操作太冲、三阴交、血海、阴陵泉等。

（6）如若腹部紧张感明显，按之硬满，仔细体会，常可触及大小不等的痞块或结节，则应着重采用疏肝调胃法，并在手法结束前点揉足部的太冲、公孙穴，手法应当轻柔。

（7）如果受术者形体肥胖，属于阳虚痰浊，可见腹部膨隆，上腹部尤为明显，在脐至中庭一线按之硬满，并有压痛及硬结样异常反应物，则应加用健脾和胃法及调胃法，以达温肾健脾、调和气血之效。

（8）运冲门法。本虚邪实之证可用此法。要求操作至有血脉温热下行感出现。手法后增加点揉血海。

（9）运上下腹，行腹部善后手法。

运下腹法可适当加长时间，多加点揉。按揉神阙操作前术者搓热手掌，对于周围天枢、阴交、肓俞等穴位多加按揉。

3. 背部调理

重点在肝俞、肾俞、关元俞、气海俞以及尾骶部做点揉搓手法，包

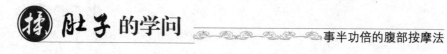

括加推长强若干次。

4. 收气善后

常法行收气善后手法。

【其他调理方法】

1. 饮食以清淡为主，尤其避免进食生冷食品。

2. 经期应避免剧烈运动和重体力劳动，严禁性生活。

3. 不要因为疼痛酸胀而捶腰，这反而会加重盆腔充血，同时不利于子宫内膜剥落后创面的修复愈合，导致经量增多。

4. 不要在经期拔牙，因为子宫内膜在经期会释放活血物质，身体凝血功能降低。

产后体形调护

妇女产后由于生理变化，体态变形是正常现象。但最近一项针对产妇的调查中发现，产妇的体重指数、全身脂肪的百分比、脂肪分布均显著高于正常值，有87％的产妇可以诊断为产后肥胖，而真正令人生畏的是肥胖未来可导致三高和冠心病等一系列并发症。所以，产后体形调护已成为医学关注的焦点。

【引发原因】

女性分娩后，由于内分泌失调和营养摄入过多等原因导致产后体重增加。

【腹部按摩调理方法】

（一）自我按摩

1.腹部操作

（1）直推三经五线。

（2）摩腹。

（3）腹部常规点穴。

（4）加点水道、归来、带脉、关元、中极、肓俞。腹部膨隆饱胀可点按巨阙、上脘、承满、梁门。

2.下肢辅助手法

点按下肢穴位血海、阴陵泉、地机、三阴交、太冲、足三里，以酸胀为度。

（二）术者操作

对于产后体形恢复来说，最重要的操作部位是中下腹部，手法应以疏肝和胃、温肾健脾、补益气血为主，背部重点以胸腰段补益手法为主。

1. **准备**

用治疗前准备手法施术 10 分钟左右。

2. **腹部操作**

（1）开水分法。

（2）重点点按天枢、阴交、肓俞、带脉、气海、神阙、关元、巨阙、上脘、中脘、下脘、梁门、石门、外陵等穴及腹部反应点。点按下腹部穴位如中极、石门、关元、水道、气海等的时间和次数可以适当增加。

（3）开带脉法。

（4）调理冲任。血虚者可酌加下肢足三里、血海、三阴交等穴。

（5）健脾和胃法。

（6）通调胃脘法。以左旋逆时针揉法为主，从上到下操作顺序不变。

（7）温肾法。以受术者右侧卧位为例，点按右侧下肢的三阴交、阴陵泉等穴，左下肢的丰隆、足三里、上巨虚等穴。

（8）产后多气血亏虚，施以大补气法。

（9）按揉神阙。分别从上（中脘穴）、下（关元穴）、左（天枢穴）、右（天枢穴）向神阙穴按揉，同时加强操作神阙穴。

（10）如产后抑郁，施以开胸顺气法，取其疏肝解郁的功效。下肢加按肝经穴位如蠡沟、太冲、中都，胆经穴位如阳陵泉、足临泣。

（11）运上下腹，行腹部善后手法。运下腹法可适当加长时间，多加点揉。按揉神阙前术者搓热手掌，对周围天枢、阴交、肓俞等穴位多加按揉。

3. **背部调理**

重点在脾俞、胃俞、肾俞、胃脘下俞（又称胰俞）做按揉法或者一指禅推法，以微微发红为度。

4. **收气善后**

常法行收气善后手法。

【其他调理方法】

1. **饮食控制**

因产后身亏，气血大虚，保证膳食的营养是前提。坚持三低一高，即低热量、低脂肪、低碳水化合物、高蛋白质。限制摄入过多的脂肪和糖类，宜多食新鲜蔬菜、乳制品、蛋类、豆制品、水产类、瘦肉、粗粮等食物。少吃动物内脏、蛋黄、鱼子、肥肉等。然后是改变做饭方式，做菜少放油，尽量以蒸、煮、凉拌为主，少吃煎炸食物，选用植物油煎炒。同时也要少吃甜食，免得滋腻脾胃。另外，有烟酒嗜好的要戒烟戒酒，体重超标的要减肥。

2. 少吃盐

月子期间吃的食物太咸会使体内的水分滞留，不易排出，甚至会导致浮肿，体重自然无法下降了。

3. 合理进补

产后第 1 周的主要目标是使恶露排净，因此绝对不能大补特补。正确的进补观念是：先排恶露，后补气血。恶露越多，越不能补。

4. 及时运动

虽说产妇应该避免劳动，但适度运动对消除腰臀部的赘肉、快速恢复体形是必不可少的。首先，尽量少在床上"坐"月子，可做一些简单家务活，或者抱着孩子在屋里走动走动，或者站在床边边扭腰边逗孩子玩。这样哺乳期进补的汤汤水水就不会转化成肥肉了。其次，产后 14天开始可以进行腹肌收缩、仰卧起坐等运动。

（1）腹部运动：仰卧床上，双手交叉放在脑后，然后用腰腹力量使身体坐起，如此数次。做此运动时不要移动脚部。

（2）收缩子宫运动：跪在床上，双膝分开，胸部和面部尽量接近床面，腰部要挺直，保持此姿势数分钟。时间逐渐延长，以耐受为度。

（3）腿部运动：仰卧床上，双手放平，先将左右脚轮流举起，然后再将双脚一起举起，膝部挺直。

5. 坚持哺乳

坚持母乳喂养，既可以保证婴儿营养需要，又可以促进产后尽早恢复。

6. 茶疗

将普洱茶、菊花、罗汉果各 6g 用沸水冲泡，代茶饮，可以降脂、降压、减肥。

青春痘

青春痘又名痤疮，中医称"粉刺""酒刺""面粉渣"，是发生在青年男女的一种自限性、炎症性疾病。"痘痘"虽小，却有碍形象，如果不经意用手触摸或急于用粉底等遮掩会加重感染和遗留痘印。

【引发原因】

1. 内分泌失调。主要是指性激素平衡失调，体内雄性激素分泌过多或雌性激素分泌减少而相对雄性激素过多。

2. 腺线囊内的厌氧细菌如痤疮杆菌会分泌皮脂，引起炎症反应。

3. 花生、油炸食物和香料多的食物，心情紧张、熬夜等，会使青春痘恶化。

4. 不少女性会因为月经期、绝经期等一些内分泌变化而出现痘痘。

【腹部按摩调理方法】

（一）自我按摩

1. 腹部操作

（1）直推三经五线。

（2）摩腹。

（3）腹部常规点穴。

2. 下肢辅助手法

点按下肢穴位血海、阴陵泉、三阴交、太溪、太冲、足三里，以酸胀为度。

3. 局部手法

（1）双手掌心搓热，左右掌心按抚左右眼胞 96 次。

（2）双手掌心按摩左右耳腔 24 次。

（3）双手中指腹按摩左右鼻翼 32 次。

（4）双手掌心重叠，按抚于口，男左手掌在下，女右手掌在下，按摩 21 次。

（5）双手掌抖动按摩面部，按摩目、耳、口 1 分钟。

（6）徐徐吸气，缓缓呼气，双手中指腹按顺时针、逆时针方向按揉双侧风池穴（项部枕骨之下，胸锁乳突肌与斜方肌上端之间的凹陷处），男 40 次，女 35 次。

（7）徐徐吸气，缓缓呼气，左手掌心顺时针方向，按摩气之会穴膻中，右手掌心按摩腑之会穴中脘，男 64 次，女 49 次。

（二）术者操作

痤疮患者如果是婚后者，我们一般辨证为肝郁脾虚，脾胃升降失调，清气不升，浊气不降。所以操作部位以中上腹部为主，手法以疏肝和胃、温肾健脾、调理气机为主。

1. 准备

用治疗前准备手法施术 10 分钟左右。

2. 腹部操作

（1）开水分法。

（2）重点点按天枢、阴交、肓俞、带脉、气海、神阙、关元、巨阙、上脘、中脘、下脘、梁门、石门、外陵等穴及腹部反应点。点按中上腹部穴位的时间和次数可以适当增加。

（3）开胸顺气法，加按云门穴，助血气运行，散上焦郁热。

（4）兼见身体困重、大便濡泄等症状，多为湿热困脾，健脾祛湿，施以健脾和胃法。

（5）平素烦躁易怒，肝气不舒导致肝郁乘脾，可多操作疏肝调胃法和通调胃脘法。下肢操作可增加肝经、胆经穴位。

（6）温肾法。针对下焦有寒而中上焦有热导致的痤疮，重点操作小腹和少腹部穴位，推动时加力下按至肌肉层，意在引火归原。

（7）运冲门法。要求操作至有血脉温热下行感，手法后增加点揉血海。

（8）运上下腹，行腹部善后手法。运上腹法可适当加长时间，多加点揉。按揉神阙前术者搓热手掌，对于周围天枢、阴交、肓俞等穴位多加按揉。

3.背部调理

常法行背部调理。

4.收气善后

（1）行下肢推按放松手法，最后揉擦涌泉穴数次。

（2）行上肢肌肉放松手法，揉擦劳宫穴数次。

（3）点掐或捻揉十指井穴，激发经气，促进末梢血液循环。

（4）行推尾闾法以辅助背部调理，给邪以出路。

【其他调理方法】

宜食绿豆、枇杷、藕、番茄、萝卜、冬瓜、苦瓜、杏仁等食物。

黄褐斑

黄褐斑也称为肝斑，好发于女性，特别是妊娠期、产后和口服避孕药的妇女。皮疹对称性分布于颜面、额、两颊、鼻梁两侧、唇周围、颏部皮肤，呈指甲、钱币甚至手掌大小，形状不规则的淡褐色或暗褐色色素沉着斑，境界明显或模糊不清，可融合成大片。无自觉症状，慢性经过，日晒后加重。一部分于分娩后或停用避孕药后可缓慢消退。

【引发原因】

1. 紫外线照射过度

色素细胞分泌的黑色素本身是一种保护性分泌物，可以阻挡紫外线对人体皮下组织造成伤害，随着大气污染加重，臭氧层越来越稀薄，过多高频短波紫外线的照射会导致黑色素分泌过多而形成各种色斑。

2. 激素影响

据日、美等国科研人员研究发现，口服避孕药的妇女中大约有18%～20%的人脸上长有黄褐斑，而妊娠妇女则常于怀孕第2～5个月开始出现黄褐斑。这是因为服避孕药或妊娠后体内孕激素水平上升之缘故，因为雌激素刺激黑色素细胞分泌黑色素体，而孕激素则促使黑色素体的转移和扩散。

3. 药物、化妆品影响

某些香料、含有激素的外用药以及含铅、砷、汞过多的化妆品的滥用等，也是引发黄褐斑的常见原因。

4. 其他因素

长期的精神紧张、慢性肝病、结核病、癌症等均可诱发黄褐斑。

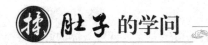

【腹部按摩调理方法】

（一）自我按摩

1. 腹部操作

（1）直推三经五线。

（2）摩腹。

（3）腹部常规点穴。

（4）随证加点下列穴位。

　　❈ 如果身体瘦弱属肾阴不足——加阴交、肓俞。

　　❈ 身体偏胖属脾肾阳虚——加关元、气海。

2. 下肢辅助手法

点按下肢穴位血海、阴陵泉、地机、三阴交、太冲、足三里，以酸胀为度。

3. 局部手法

（1）双手中指腹点按双侧头维（头侧部，当额角发际上 0.5 寸，头正中线旁 0.5 寸）、率谷（头侧部，耳尖直上入发际 1.5 寸）、大迎（下颌角前方，龇牙时咬肌隆起处前缘）、地仓（瞳孔直下，口角外侧）、四白（瞳孔直下当眶下孔凹陷处）等穴各 1 分钟。

（2）徐徐吸气，缓缓呼气，双手食指、中指、无名指、小指指腹雀啄式迅速点拿面部，男 64 次，女 49 次。

（3）双手掌心搓热，左手掌五指并拢，掌心贴面，自左侧大迎穴部（腮颊）向上，经下关、太阳、四白、印堂、上星向右侧阳白、太阳、四白、下关、大迎等穴按摩，左右手交替并行，一左一右为 1 次，反复56 次。

（二）术者操作

对于黄褐斑患者来说，我们一般辨证为肝郁脾虚，肝的疏泄功能及脾胃升降功能失调，产生郁涩之气。手法当以疏肝和胃、温肾健脾、调理气机为主。

1. **准备**

用治疗前准备手法施术 10 分钟左右。

2. **腹部操作**

（1）开水分法。

（2）重点点按天枢、阴交、肓俞、带脉、气海、神阙、关元、巨阙、上脘、中脘、下脘、梁门、石门、外陵等穴及腹部反应点。点按中上腹部穴位的时间和次数可以适当增加。

（3）疏肝调胃法。"女子以肝为先天"，《妇人大全良方》又指出"妇人以血为基本"。本法疏肝理气又补益气血，可以综合调理女子之先后天。以左侧卧位为例，增加点按左下肢的血海、阴陵泉、三阴交、太溪，右下肢的光明、丰隆、足三里等。

（4）通调胃脘法。以逆时针点揉为主，从上到下操作顺序不变。

（5）健脾和胃法。

（6）温肾法。适宜于上焦有热而下焦有寒的受术者。操作时配合呼吸，四指力度深透渗透。操作前嘱受术者排尿，重点操作小腹和少腹部穴位，推动时加力下按至肌肉层，意在引火归原。

（7）舌下脉络瘀阻、面色晦暗枯槁者可多施以运冲门法，操作 2～3 次，每次以受术者感到有热流下行过膝为度。

（8）运上下腹，行腹部善后手法。

3. **背部调理**

常法行背部调理。

4. **收气善后**

常法行收气善后。

（1）行下肢推按放松手法，最后揉擦涌泉穴数次。

（2）行上肢肌肉放松手法，揉擦劳宫穴数次。

（3）行推尾闾法辅助背部调理，给邪以出路。

【其他调理方法】

1. 饮食调理

原则上应多食碱性食品，如水果、蔬菜等，少吃酸性食品，如动物内脏、肉、五谷等。

2. 茶疗

❀ 丝瓜养颜茶（清热祛风消滞，适宜于肝气郁滞而血瘀之人）

原料：丝瓜络 15g，茯苓 20g，白菊花 10g，玫瑰花 5 朵，红枣 5 枚。

方法：将上述材料加水煎取汁，代茶饮。剩余的药渣可再煎取汁温敷于脸部。

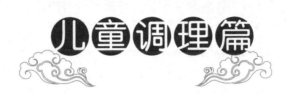

儿童调理篇

——腹部按摩促进儿童健康

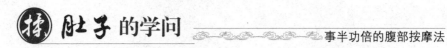

假性近视

近视是儿童常见的眼病。近年来近视的孩子不仅日益增多，而且渐呈低龄化趋势，有些孩子不过五六岁，鼻子上就已经架起了眼镜。近视的危害众所周知：眼睛经常干涩疲劳，影响学习；看不清黑板，影响注意力；不喜欢户外活动，而喜欢看书、玩电脑等室内活动，久而久之甚至会影响孩子的性格发展。凡此种种，令家长苦恼不堪。因此，小儿近视的防治一直是家长关心的焦点。

【引发原因】

中医认为，"正气存内，邪不可干"，也就是说任何疾病的背后都对应着身体的内因。而营养不均衡、先天体质弱就是引发近视的内因。现代研究发现，维生素或微量元素镉、锶和锌等的缺乏和体质的薄弱都可以引起或者加速近视的发生。

【按摩调理方法】

发现孩子有近视的嫌疑，首先要判断是真性近视还是假性近视。假性近视时间较短，经过适当休息或者使用滴眼液后，麻痹痉挛的睫状肌得到放松，视力还可以恢复；如果假性近视阶段不加以重视，便会发展为真性近视，只能去专业医院验光配镜。不要对眼镜有偏见，它是保护眼睛、防止近视快速发展的法宝。假性近视阶段，家长可以通过推捏经络，按摩穴位，由外治内，帮助孩子恢复视力。

1. **腹部按摩**

久视伤血，所以健脾和胃、补益后天气血是关键。

（1）直推三经五线。

（2）摩腹。

（3）腹部常规点穴，酌加巨阙、关元等穴（图55）。

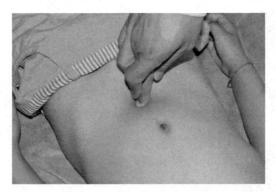

图 55　点关元

2. 背部调理

让孩子趴在床上，把背部划分为五条线：由大椎至长强穴的连线为第一条线，这条线就是督脉。督脉左右旁开 1.5 寸、3 寸作为第二、第三条线。这样总共是五条线，实际上就是督脉和足太阳膀胱经。在这五条线上施拨、摩、啄、捏、拍（图 56～图 60）5 种手法，每种手法各操作 3 遍。

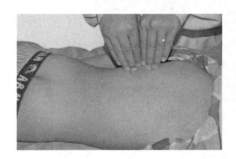

图 56　拨法

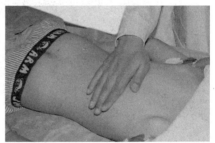

图 57　摩法

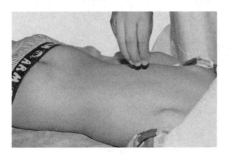

图 58　啄法

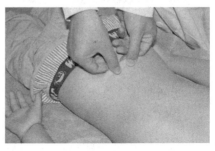

图 59　捏法

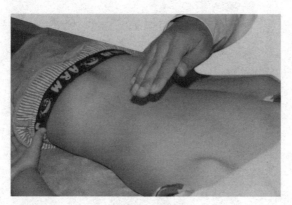

图 60　拍法

3. 点揉眼周穴位

（1）嘱小儿闭眼，点揉其攒竹、四白、瞳子髎、睛明、鱼腰、阳白、太阳穴，每穴60下（图61）。用力不能过重过猛，以酸胀感为好。

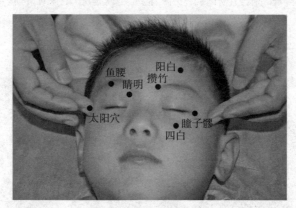

图 61　点揉眼周穴位

（2）术者搓手至热，按压小儿的眼睛，使小儿眼部有温热感。可重复3~5次。

因为孩子皮肤娇嫩，神经末梢敏感，所以给孩子做手法要先涂抹润滑剂，用小儿专用的润肤液就可以，力量要轻，以刺激皮肤神经末梢为度，时间要久，以达到足够的刺激量。

4. 头部穴位按摩

点穴法刺激风池、风府、百会、通天、上星、前顶门、神庭等穴

（图 62～图 64）。头部穴位每次可选择 2～3 个，诸穴交替使用，每穴按揉 3 分钟，以酸胀感为好。按摩之前最好涂点凡士林等，以防皮肤揉伤。

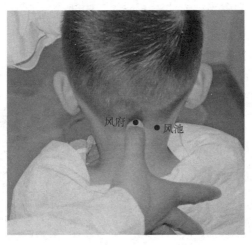

图 62　按摩风府

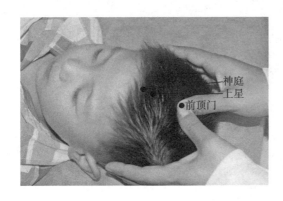

图 63　点前顶门
（入前发际 3.5 寸）

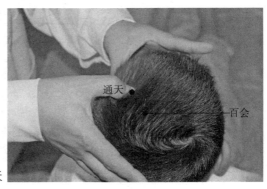

图 64　点通天

5.四肢部位按摩

（1）按摩上肢穴位手三里、合谷、外关（图65～图67），下肢穴位足三里、阳陵泉、光明、太冲、三阴交等（图68～图70），可交替使用。重点是以皮肤表面刺激为主，稍微酸胀，皮肤发红即可，而不是成人的按摩方法，不可过重按揉。

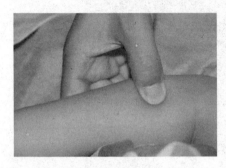

图65　按摩手三里

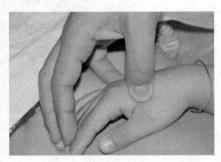

图66　按摩合谷

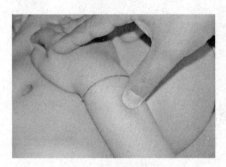

图67　按摩外关

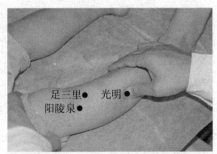

足三里●　　光明●
阳陵泉●

图68　按摩光明

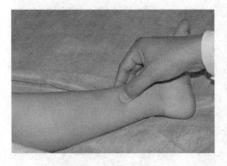

图69　按摩三阴交

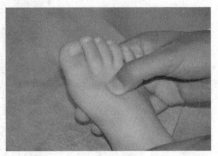

图70　按摩太冲

（2）特定穴按摩——推肝经。沿食指掌面自指根推向指尖为清肝经；肝血亏虚，目络失养，则沿食指掌面自指尖推向指根，为补肝经。补肝经和清肝经统称为推肝经（图71）。

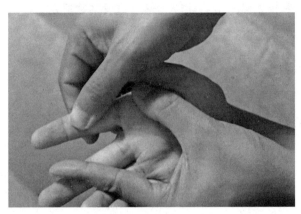

图71　推肝经

以上穴位除眼周穴外亦可用七星针轻叩。

【其他调理方法】

近视是由于不良的生活习惯造成的，同样，恢复视力也要从日常习惯着手。由于现在的教育状态，以及家电的普及，游戏、电脑的存在，孩子户外活动大大减少，多是在近距离视物，睫状肌容易疲劳，时间一久很容易近视。所以家长要不断告诫孩子，提醒孩子。

1. 改正不合理的用眼习惯，如趴在桌上、歪头看书或写字，躺在床上看书，吃饭时看书，在强光下或暗淡的路灯、月光下看书，以及在开动的车上及走路时看书等。这些不良习惯都会使眼睛过度疲劳，降低视力的敏锐度。

2. 认真做眼保健操。

3. 闭目转睛。按揉之后嘱小儿闭眼，意念集中至双眼，自己让双眼眼球按顺时针及逆时针方向各转动8次，以促进眼肌的气血运行。

4. 远近视物练习。让孩子近距离凝视自己的手纹，距离30cm左右，1分钟后眺望远方某一固定的物体，凝视1分钟，如此交替练习5分钟。

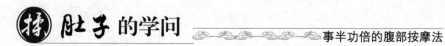

5.养成良好的看书写字习惯。例如眼与书本保持 30 cm 的距离；看书时光线不要过强或过暗，光线最好是从左前方射来；每学习 1 小时要向远处眺望，最好是眺望绿色植物。

6.饮食配合。多吃五谷杂粮，适当进食动物肝脏，少吃甜食和辛辣之品，注意荤素搭配。

发 烧

发热是指体温异常升高，超过基础体温1℃以上。儿童时期正常体温较成人稍高，且昼夜波动较大，但范围不超过1℃。一般舌下温度超过37.5℃，腋下温度超过37.4℃可认为是发热。

【引发原因】

1.感染性疾病

感染性疾病是发烧最常见和最主要的原因，是由细菌、病毒、寄生虫等致病微生物侵入人体，产生致病物质，这些病原体及其产生的毒素或代谢产物在人体内经血流刺激体温调节中枢而发热。

2.非感染性疾病

某些非感染性疾病，如大面积烧伤、烫伤、内出血等，可以产生致热物质，也可引起发热，这与体内大量蛋白质分解有关。其他如恶性肿瘤、白血病、某些变态反应性疾病、药物过敏，以及结缔组织疾病、中暑、脱水、甲状腺功能亢进、暑热病、疫苗接种、输血等情况，均因组织的破损、蛋白质分解、异性蛋白质的刺激（某些人对鸡蛋、鱼虾等所含蛋白质过敏）、致热源物质的释放等而引起发热。

【按摩调理方法】

1.腹部按摩

（1）直推三经五线。

（2）摩腹。可摩至患儿腹部柔软为止。手法要轻柔，不可过重。

（3）腹部点穴。发烧后，孩子胃口不好甚至肚子疼，可按摩点揉水分、中脘、下脘、天枢、外陵、巨阙等穴（图72）。胃气一开，阴阳即调。

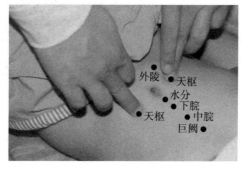

图72 腹部点穴

2. 头部按摩

（1）开天门。也叫推攒竹，是从两眉毛中间开始至发际正中间，用两手拇指交替自下向上推（图73）。速度要慢，力量要轻，不仅能治感冒发烧，对小孩睡觉不踏实、惊悸不安也能起到安抚作用。

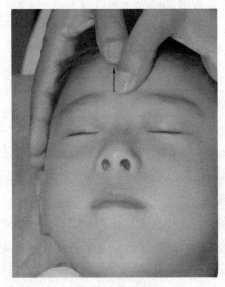

图 73　开天门

（2）推坎宫。也就是用手指刮眉毛，100次（图74）。

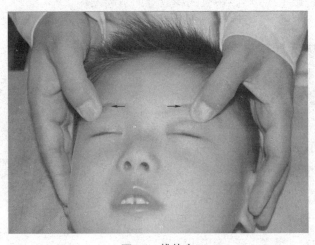

图 74　推坎宫

（3）揉太阳。先找眉梢和眼角连线的中点，往后一横指的地方便是太阳穴，用两手食指指腹环旋揉动50次（图75）。注意两边手指动作要同步。

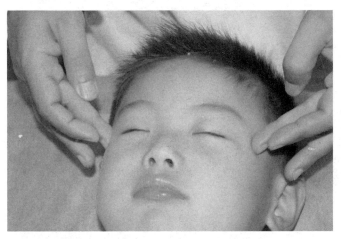

图75　揉太阳

3.特定穴按摩

（1）清肺经。沿无名指手掌面自指根推向指尖方向，300次（图76）。

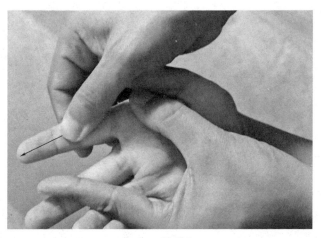

图76　清肺经

（2）补脾经。循小儿拇指桡侧缘从指尖向指根方向推，300次（图77）。

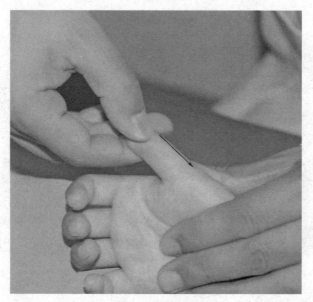

图77 补脾经

（3）补肾经。在小指手掌面从指尖开始推到指根，300次（图78）。

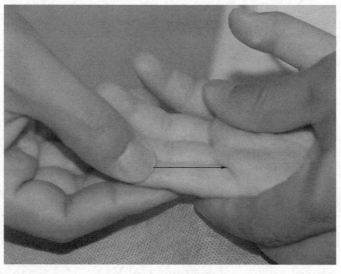

图78 补肾经

（4）清天河水。使孩子手心向上，用食指中指从孩子的手腕（腕横纹）推向手肘（肘横纹）（图79）。

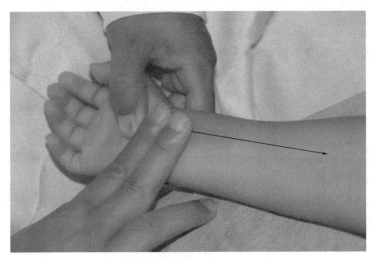

图79　清天河水

4. 推脊

推脊就是推脊柱，脊柱是督脉所在。用食、中二指从孩子的颈部向下推至尾椎骨（图80）。推脊不仅能退烧，而且对全身都有调节作用，重点部位以胸背段为主。

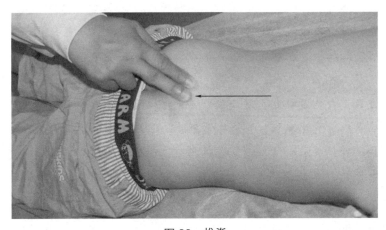

图80　推脊

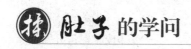

【其他家庭处理】

1. 酒精擦浴。这是非药物治疗中最常用的物理降温法。用温水将酒精稀释，擦拭孩子手心、腋窝。对发烧但体温不是很高的孩子，也可以给孩子洗个温水澡，目的是加速体表散热。

2. 发烧期要不断给孩子喝白开水，使其多尿尿。同时可做点面食，以汤为主，少油。如白萝卜面片汤，以水煮姜，水开后放入萝卜丝，然后放面片，最后少放点葱白、盐、香油调味即可。

3. 烧退后可服启脾丸调养脾胃1周。

【注意事项】

1. 密切观察，看孩子的精神状态，看孩子的体温变化，看孩子的体温变化同精神状态的关系。

2. 发烧到38.5℃～39℃，可口服退烧药。同时可口服银黄颗粒、双黄连等一种药即可。若有细菌感染，可口服低端抗生素。服药期间可不断按摩，尤其在温度上升期。

编者按语

孩子发烧时大人首先要镇静，如果担心可到附近医院验验血，确诊一下，然后遵守这样一条原则：能物理治疗就不吃药，能吃药就不打针，能打针就不输液。即使吃药也要循序渐进，从低端开始，如抗生素先服阿莫西林等，抗病毒的先从银黄颗粒、双黄连口服液开始，而不是上来就是头孢三代四代，中成药上来就是清开灵清热解毒口服液等苦寒伤阳之品。在感冒初期，譬如孩子嗓子疼，头痛，或者流鼻涕，只要给孩子喝点感冒清热颗粒，或者银黄颗粒，多喝点白开水，尤其晚上这样做效果更好，基本上第二天就能痊愈。关于剂量问题，建议加大量，按说明书小儿剂量的上限或者固定剂量的1.5～2倍即可。剂量的问题需要家长多观察孩子的情况来定，时间长了就能总结出来，不能死搬硬套，刻舟求剑。

腹 泻

　　小儿腹泻是多病原、多因素引起的以泄泻为主的一组疾病，多发生在 5 岁以下小儿，尤以 2 岁内婴幼儿多见，夏末及秋初发病率最高。多因消化不良引起，大便次数较多，每日五六次，甚则十几次，大便呈蛋花样，或为水样便，或为溏稀便，或夹黏液。

　　孩子脾胃功能薄弱，对外界不良刺激敏感，容易发生腹泻，腹泻久了又会反过来进一步伤脾胃，久而久之，这样的恶性循环还会影响孩子的营养、发育。所以在孩子身上问题小只是暂时的，不加注意都能演变成大问题！

　　如果腹泻时孩子出现体温升高，无精打采，啼哭无泪，眼眶下陷，就要提高警惕了！这是重度腹泻的信号，要小心脱水、酸中毒、电解质紊乱等危险因素，需要立即去医院治疗。

【按摩调理方法】

1. 腹部按摩

　　（1）直推三经五线。

　　（2）摩腹。应逆时针操作，至有热感为宜。

　　（3）点按水分、中脘、天枢、外陵、关元、阴交等穴，拿肚角，或将手掌搓热，置于各穴上。

2. 背部调理

　　重点做尾骶部，推上七节骨，揉龟尾。用拇指的侧面自孩子的尾椎骨向上推至第 4 腰椎，也就是跟髋骨相平的地方，为推上七节骨（图 81）。揉龟尾就是用拇指、大鱼际或手

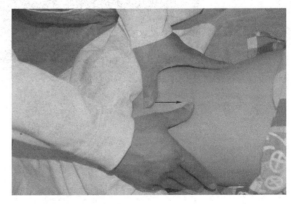

图 81　推上七节骨

掌轻揉孩子的尾椎骨（图82）。所有的手法都要推到皮肤微微发红。

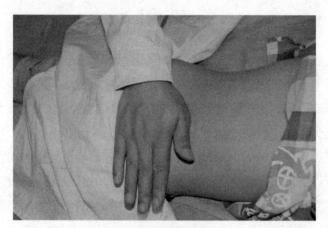

图82 揉龟尾

3. 特定穴按摩

施以补脾经、补大肠。将患儿拇指屈曲，循拇指桡侧边缘由指尖向指根方向直推，为补脾经；从食指尖循食指桡侧直推向指根，为补大肠（图83）。

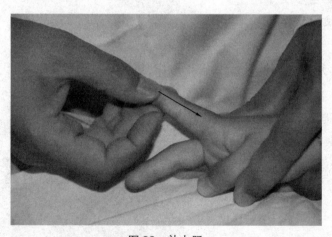

图83 补大肠

【其他调理方法】

1. 补充水分

孩子腹泻一定要注意饮食，刚开始会有轻度脱水的状况，这时要给孩子喂些自制的糖盐水或者咸稀饭。给孩子喂食时要少吃多餐，由少到多，由稀到浓。

2. 食疗

❋ 山药粥

原料：山药适量。

方法：山药炒熟后研成粉末，每次 20～30g，沸水冲服，每日 1 次。

食欲不振

　　食欲不振是小儿的常见症状，也称为厌食，就是一般所说的不想吃东西或吃而无味。短期食欲减退与近期因素有关，如一般感染时常食欲减退，而且在疾病痊愈后可持续数日；不合理的过食可因积食而数日吃东西不香，数日可恢复。长期食欲减退，如无其他病症，应考虑与喂养方法有关，或为某些慢性疾病及药物的影响。

【引发原因】

1. 不良的饮食习惯

　　长期高蛋白、高糖的浓缩饮食常引发食欲低下，在饭前吃糖果等零食，以及吃饭不定时、生活不规律，均影响食欲。或食前做了剧烈运动，进食的时候玩玩具、看书等，都会令孩子不想吃东西。

2. 偏食

　　有些孩子只喜欢吃一种东西，吃多了以后，便厌味，不想吃别的东西。目前市面销售的各种饮料很多，小孩喜欢喝，喝多了就不想吃饭。

3. 强迫小儿多吃

　　父母强迫小儿多吃，孩子易产生逆反心理，对吃饭产生厌烦。如长期厌食，容易引起胃肠消化功能减退，更影响食欲，进而形成恶性循环。

4. 各种急慢性疾病

　　如营养不良、贫血、佝偻病、结核感染、缺锌、急性发热以后，以及长期服用某些药物，如红霉素、磺胺等药物，可使食欲减退。年长的儿童食欲减退要注意神经性厌食症，对这些儿童要进行心理教育。

【按摩调理方法】

1. 腹部按摩

（1）直推三经五线。

（2）摩腹。

（3）点按水分、中脘、天枢、上脘、巨阙等穴。

2.背部调理

重点以捏脊为主。用大拇指、食指、中指捏住孩子的背部皮肤，边捏边向前移动，从尾椎骨一直向上捏至颈肩交界处，每次捏 3 遍。还可以捏三下向上提一次，也就是"捏三提一"，目的是加强刺激。

3.特定穴按摩

（1）揉板门。板门在手掌大鱼际，也就是大拇指下肌肉丰厚的地方（图 84）。

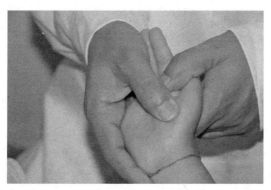

图 84　揉板门

（2）推四横纹。四横纹就是食指、中指、无名指、小指近侧指间关节横纹处。四指并拢，从食指的横纹推向小指的横纹（图 85）。如果孩子情况较重，可以用指甲掐四横纹。

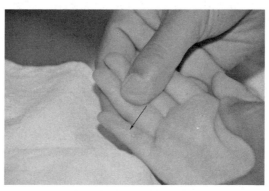

图 85　推四横纹

（3）补脾经。

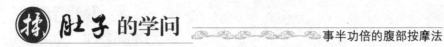

【其他调理方法】

1. 生活方式调理

首先，脾胃虚弱的孩子不要喂太多，孩子不吃时不要追着喂，能吃多少算多少，避免伤食；其次，注意饮食搭配，不要给孩子吃太多油腻的食物；第三，养成一日三餐定时定量的习惯，少吃零食、冷饮；最后，不能因为工作忽略孩子的身体，要经常带孩子到户外活动，多晒太阳，增强体质。

2. 食疗

❋ 山药汤圆

原料：山药 50g，糯米粉 500g，白糖 90g。

方法：先将山药蒸熟捣碎，加入白糖，调成馅备用，然后将糯米粉分成小团，包山药馅，搓成好吃又好看的汤圆，煮熟食用。

❋ 麦芽山楂糕

原料：大麦芽 100g，山楂 50g，糯米粉 150g（炒），白糖 75g。

方法：将以上原料碾碎拌匀，加少量蜂蜜，压成方块糕，蒸熟食用。

遗 尿

小儿 3 岁以后经常发生或 5 岁以后有时在睡眠中不自主的排尿，称为遗尿症。

【引发原因】

遗尿可分为功能性和器质性两大类。绝大多数是功能性的，是由于大脑皮质及皮质下中枢功能失调引起。

（一）功能性遗尿

1.遗传因素

据统计约 70％患儿其近亲幼时也有遗尿的情况。

2.教养或心理因素

家长忽视对小儿排尿习惯的训练；小儿心理或精神方面的障碍，如小儿幼时得不到父母良好的照顾；生活环境的突然改变，如刚进托儿所全托或领养给别人等；日间尤其是傍晚活动量过大，过于疲劳；临睡前看电视时间过长，引起精神过度紧张等。

（二）器质性遗尿

1.泌尿系统疾病

某些患泌尿系统感染的小儿，或包皮过长、包茎的男孩，可因局部刺激引起遗尿。

2.神经系统疾病

隐性脊柱裂、脊髓损伤、脑炎后遗症、癫痫、智能低下等神经系统疾病也可引起遗尿。

3.其他

糖尿病或尿崩症患儿，可因尿量过多而遗尿。

【按摩调理方法】

1. 腹部按摩

（1）直推三经五线。

（2）摩腹。可先将手掌搓热，以逆时针操作为主。

（3）点按水分、中脘、天枢、神阙、外陵、气海、关元、阴交、石门、曲骨、归来、中极等穴。

2. 背部调理

重点以尾骶部为主，在肾俞、肝俞、腰阳关、志室、八髎等穴位做重点治疗。用双手拇指交替由下至上轻擦骶部至尾椎部300次（图86）。

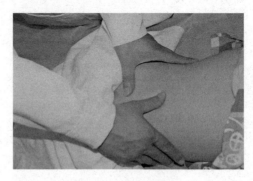

图86　推擦尾骶部

3. 特定穴按摩

（1）补脾经

（2）补肾经。

（3）推三关。用拇指桡侧面或食指、中指指面自腕横纹推向肘横纹沿小儿前臂桡侧缘（图87）。

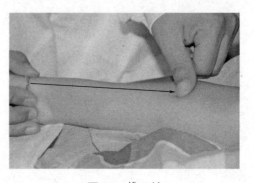

图87　推三关

4.头部按摩

按揉百会穴，300 次，提升阳气（图 88）。

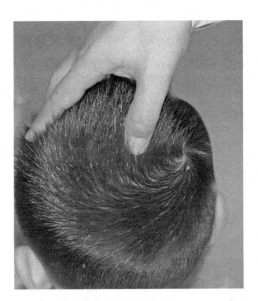

图 88　按揉百会

【其他调理方法】

1.生活习惯调理

应帮助孩子养成定时排尿的习惯，安排合理的作息时间。

2.食疗

❀柏子仁芡实粥

原料：柏子仁 10g，芡实 30g，糯米 30g，白糖适量。

方法：将柏子仁、芡实和糯米洗净后倒入小锅内（也可提前泡好），加水用大火煮沸，小火煮至黏稠。食用时可依喜好加糖。

生长发育不良

小儿生长发育不良是指动作、语言、毛发发育延迟，或智能障碍，学习困难等。中医学将此归为"五迟五软"的范畴。五迟概括为立迟、行迟、齿迟、发迟、语迟；五软概括为头项、口、手、足、肌肉五个部位的肌肉松弛无力。

【引发原因】

1. 先天不足

先天禀赋不足，即生而有病者，多属肝肾亏虚。这种情况往往病程长。行走活动迟缓，多系肝肾亏虚；而语迟多因心肾阴血不足；智力低下者为心肾不足，精乏髓枯。

2. 后天失养或病后失调

多属于心脾不足。

【按摩调理方法】

1. 腹部按摩

（1）直推三经五线。

（2）摩腹。可先将手掌搓热，以逆时针操作为主。

（3）点按水分、中脘、天枢、神阙、外陵、气海、关元、阴交等穴。

2. 背部调理

让患儿俯卧，在患儿背部督脉和足太阳膀胱经的 5 条线上施拨、摩、啄、捏、拍 5 种手法，每种手法各操作 3 遍。然后推上七节骨。最后用拇指轻揉尾椎骨（龟尾）。

3. 特定穴按摩

（1）补脾经。

（2）补大肠。

（3）运水入土。左手拿住患儿四指，掌心朝上，右手大指端由患儿肾水穴运起，沿手掌边缘，经掌横纹、小天心推运至拇指端脾土穴止（图89）。

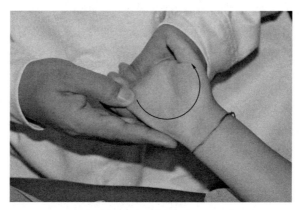

图89　运水入土

【其他调理方法】

1. 年龄越小孩子生长发育越迅速，小儿之病要早发现、早治疗。

2. 食疗。多食用补心养脑之品，如动物脑、鱼类、核桃等，以形补形。

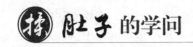

晕　车

坐公共汽车时，常常看见小宝宝又哭又闹，大人不明就里，换了各种抱姿，用了各种哄法，但小宝宝偏不领情，哭闹照旧。其实，孩子不会无缘无故哭闹，有可能是因为晕车。孩子晕车，大一点的会说不舒服，觉得头晕、恶心、想吐，而婴幼儿无法表达自己的感觉，只会哭闹，往往被家长忽视。其实，婴幼儿晕车也是有迹可循的。当你发现孩子在车上哭闹、烦躁不安、流汗、呕吐、面色苍白，抓紧家长不松手时，就应该想到孩子可能是晕车了。这些症状一般会在下车后缓解。

【调理方法】

1. 穴位救急

用拇指按压内关、合谷、中脘穴。从掌面与手腕关节处的横纹算起，约本人三只手指宽的位置，就是内关穴；大拇指和食指并拢，肌肉最隆起的地方就是合谷穴。按压时要找里面的条索状物质。家长要宁心静气，用心感受手指下的感觉，找着此物质，慢点按揉，让孩子有隐隐酸痛感，能够忍受即可，不要让孩子承受不了。中脘位于胸部正中骨头最下缘和肚脐连线的中点。按摩中脘以孩子脑门微微出汗为度。

2. 开窗通气

晕车的孩子对汽油味、烟味等异味特别敏感，所以晕车时要把车窗打开，将车里的异味冲淡，新鲜的空气可以减轻孩子的不适感。不过要注意防止孩子着凉，不要让风直接吹到孩子，风大的时候给他（她）戴上帽子等等。另外，车子的颠簸晃动也是让孩子不舒服的原因之一，选择靠前、颠簸较轻的位置可以减轻震感。

【其他调理方法】

1. 提早预防

乘车前一定要让孩子休息好，少给孩子吃甜食和高热量、高蛋白、高脂肪的油腻食物。家长可以随身带一点孩子爱吃的东西，等到了目的地再吃。如有晕车迹象，可以给孩子吃一点咸菜，往下压一压，也可以随身带着风油精，必要时将风油精搽于孩子太阳穴上。太阳穴在眉梢和外眼角连线的中点向后1横指的地方。使用风油精时，注意不要让孩子用手抹，以防孩子用沾了风油精的手揉眼睛。

2. 平时锻炼

坐车经历越少，晕车的可能性就越大。因此，家长要狠下心来，多让孩子在车里锻炼。最好能每周带宝宝坐一两次车，时间从10分钟、20分钟一点点延长，直到他（她）连续乘车两三个小时不晕为止。平时还要加强锻炼，增强体质。乘车时，除了水平移动还会上下震动，造成身体平衡系统紊乱，平时要针对性练习，比较有效的运动包括上下运动、弯腰、反复下蹲站起、折返跑、倒着走路、自己转圈等等，持之以恒，都会有明显的效果。

编者按语

发现中脘有此妙用纯属偶然。有次我开车带孩子到郊区玩，开车开到一半的路程，孩子感觉恶心欲吐。停车后给孩子按揉合谷、内关，10分钟后症状消失。接着赶路，开车不到15分钟，孩子又感觉头晕恶心，脸色发白，脑门冒冷汗，只好把车停下，按揉合谷、内关后，症状缓解不明显。后以大鱼际轻揉孩子的中脘穴，开始孩子胃脘部感觉硬紧，10分钟后胃部柔和，脸色变红，头部微微汗出，恶心欲呕的症状消失。继续坐车，150公里的路程未曾晕车。事后我细想其中的缘由，认为小孩阳气不振，长时间窝在车里，气都聚在中焦脾胃，颠簸之后，气随之上下冲撞，所以出现头晕、恶心、呕吐等。轻轻按摩中脘穴，可以散开脾胃郁结之气，从根本上解决晕车的问题。

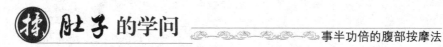

编者絮语

按摩是否越重越好

　　有朋友说，按摩的精髓在于"痛并快乐着"，让你疼得吱哇乱叫，却又欲罢不能。虽是一句戏言，却真实地反映了按摩的现状：医院里人高马大的按摩大夫最受欢迎，痛得哇哇直叫的患者满意度最高，好像按得越痛，效果越好。一直以来，我也抱有这种想法，认为按摩的痛是治病的痛，很"爽"的痛。但是一次亲身经历让我对这个"常识"产生怀疑。

　　有一次由于锻炼不当，我胸背部肌肉疼痛，遂至一按摩院按摩。按摩师傅很敬业，用力地点按，所以疼痛的同时酸胀感也很明显，当时甚觉舒适。但是回家一觉醒来，疼痛反而加重了。相信很多人都有类似的经历。不知道你们有没有想过，按摩真的越重越好吗？

　　先从教科书上找找答案。按摩的基本要求是持久、有力、均匀、柔和。怎样才是深透和渗透呢？就是力量深入到病变层次，并且要有酸胀感、热感等效果渗透出来。从学生时代老师就是这么教的，现在大家也都这么做。但是为什么要这么做，按摩是如何起效的，很少有人去思考。

　　很多慢性疾病不是一天两天突然产生的。例如椎管狭窄、腰椎间盘突出，由于姿势不当或者过度操劳等原因，组织结构一点点发生变化，但我们的身体不会坐以待毙，可以适时调整。例如椎间关节不稳了，连接的韧带会变粗，从另一个角度加固；如果腰部左侧的肌肉劳损了，右侧的肌肉会变强，从而保证腰部的功能。既然人体有自我调整的功能，那按摩有何作用呢？——通过刺激经络穴位，激发或者加强人体自我调整的功能。但是试想，腰椎间盘突出的患者病变部位在腰髓，而腰部肌肉深厚，需要多大的力度才能达到炎性反应处，而病灶处的肌肉又要承受多大的压力？如此大的压力对肌肉来说很可能就是伤害。记得在我上学实习期间，就有骨科主任抱怨，一些腰椎手术患者因为长期按摩导致手术过程中出现粘连。当时不明白为什么会出现这种情况，现在细想，在腰椎病的急性期不断用重手法会加重肌肉损伤，增加炎性介质渗出，久之渗出物质会形成粘连。所以我认为推拿局部一定不能太过用力，应以轻手法持久按揉，同时要根据中医理论的上病治下、左病治右、右病治左的思路进行辨证施治，而不是一个地方使劲按揉。按摩的最终目的就是促进局部或经络走行区域血液循环，同时促使气血旺盛，以便可以带走更多炎性物质而达到治疗的作用。

　　具体到治病时，首先要让患者处于放松体位，只有患者放松了，他才不会跟大夫较劲。为什么要强调这一点呢？医生主要是通过疏通气血治病，人在紧张时，气血是聚在一起的，两者相对立，治疗效果怎么会好呢！然后借助患者自主运动、肌肉的等长收缩等功能锻炼，辅以轻手法，调动患者自身的功能。显然这样做医生会省力很多，但并不是在教医生偷懒，而是更好地调动患者自我调整的能力。记住：医生的作用是正确引导，而不是全权代劳。最后要摒弃头痛治头、脚痛治脚的短视疗法，要根据经络辨证，寻找并点按经络反应点，例如腰椎疾病要在臀部和下肢找痛点。如此借助经络之妙，才能更有效地、简捷地达到疏通气血的目的，此为疾病的上治之法。

亚健康的按摩调理

　　按摩对于亚健康的调理可以从三部分做起。

　　第一是本书所说的腹部按摩。刺激任脉、足少阴肾经、足阳明胃经、足太阴脾经、足厥阴肝经、足少阳胆经，调理脏腑功能。

　　第二是背部的调理。通过拨法、摩法、啄法、捏法、拍法等操作，

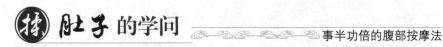

刺激督脉和足太阳膀胱经，调理脏腑功能。

第三是四肢经络的调理。主要是指刺激五输穴，从井穴开始，沿着经络走形，找其相应的反应点。

如果身体有不舒服的地方，在相应的经络上会有相应的反应点。所谓反应点，即机体气血结聚于脉络经筋隙窍某处，使得气血不能周流均衡，导致气血偏盛偏衰，从而发生条索、酸胀感、窜胀感、麻感等异常反应。我们要通过切诊及四诊合参，去寻找这些反应点，然后在这些反应点处点按，同时沿着经络用拿法或者揉法循经梳理。势大且牢者，从周边逐步至中央；势小而浅者，直接按摩反应点，逐渐去掉其结节、条索。我们在找着反应点后，不计时间长短，点按反应点使之如冰雪融化，病势渐退，患处出现酸胀麻的感觉，并循经向四肢末梢传导，甚至传导的感觉大于患处的酸胀感。这就是得气感，得气就是病好的信号。当出现以上效应后，我们就可以停止按揉此处。得气时间的长短，与治疗的效果、病情的轻重及个体差异等因素有关。穴位就如同十字路口，如果有异常，就应该疏通。经络就像道路，十字路口有堵塞，与道路的不畅也有关系。所以不仅十字路口要疏通，交通干道上也要疏通，这样穴位和经络同时疏通，人体的气血就得到通畅，正气得到提升，免疫力就能得到提高，亚健康进程就能得到阻断，人体疾病量变的过程就能得到控制。因此，反应点的探索与治疗是影响治疗效果优劣的关键。

通过刺激经络穴位，或酸或胀或麻，这些刺激感受反馈于大脑皮层，可以缓解或者阻断亚健康人群的焦虑、不安、忧愁、失眠等不良症状，调整其自主神经失衡的状态，从而纠正其不良情况的进一步恶化。

按摩调理注意事项

第一，施术者和受术者都要心神守中，不可一心二用。在被按摩过程中不能有外界捣扰心神，尤其在将睡未睡之际，受人干扰，或手机，或电话，对人的心神非常有害。

第二，环境一定要幽静、安宁，令人有一种清静之感，心神安宁，没有急躁不宁之感。

第三，按摩手法不甚重要，重要的是按摩者自身心神合一，不急不躁，淡定坦然，给受术者传递的信息要平静安稳，胸有成竹。如果按摩者自身心神不宁，快言快语，手法毛糙，毫无章法，给受术者传递的就是一种不宁的感受，这是术者大忌。

第四，按摩是调理，是调阴阳、调气血，是使机体恢复免疫力，我主张用轻手法，使被按摩的地方呈放松状态，让受术者在舒服的状态中调整阴阳。如背部调理，我们沿着膀胱经、督脉，用心体会手下的感觉，去找异常点，找到异常点可以在其上多做几遍或者稍加点力量，但不可多按，随后继续沿经络其他部位操作，反复多遍。切记不可在反应点处一直操作。当我们治疗一次后，病症并未完全缓解，甚至还有周身酸胀、气血涌动等异样感觉，而经过一夜的休息，次日醒来，好似雨过天晴，身体不适几乎消失。

第五，人体在亚健康的状态中，一般都思想紧张，精神压力大，反映到大脑皮层的某一区域就会异常疲劳紧张，影响到人体自主神经的正常工作，造成自主神经紊乱，产生一系列症状。我们通过调理背部，通过对脊背深层脊神经的刺激以及背部肌群的松弛，可以缓解紧张的大脑皮层，从而可以逆向调整自主神经，加强副交感神经的功能，纠正其自主神经的紊乱，达到阻断健康恶化、干预疾病发展的目的。